U0251389

女生健康养护指南

邹世恩 _著

科学技术文献出版社
SCIENTIFIC AND TECHNICAL DOCUMENTATION PRESS
·北京·

图书在版编目（CIP）数据

女生健康养护指南 / 邹世恩著 . —北京：科学技术文献出版社，2022.5

ISBN 978-7-5189-9072-6

Ⅰ . ①女… Ⅱ . ①邹… Ⅲ . ①女性—保健—指南 Ⅳ . ① R173-62

中国版本图书馆 CIP 数据核字（2022）第 058586 号

女生健康养护指南

策划编辑：王黛君 责任编辑：张凤娇 王黛君 责任校对：张永霞 责任出版：张志平

出 版 者 科学技术文献出版社
地　　　址 北京市复兴路15号 邮编 100038
编 务 部 （010）58882938，58882087（传真）
发 行 部 （010）58882868，58882870（传真）
邮 购 部 （010）58882873
销 售 部 （010）82069336
官方网址 www.stdp.com.cn
发 行 者 科学技术文献出版社发行 全国各地新华书店经销
印 刷 者 河北鹏润印刷有限公司
版　　　次 2022年5月第1版 2022年5月第1次印刷
开　　　本 880×1230 1/32
字　　　数 180千
印　　　张 9
书　　　号 ISBN 978-7-5189-9072-6
定　　　价 65.00元

自　序

　　2015 年底，我算是真正"入行"了，开始在微信公众号上发表医学科普文章，并坚持至今。2020 年初，我开始转战短视频平台，粉丝量暴增，逐渐形成"恩哥聊健康"的个人品牌，也成为大家口中的"网红"医生。其实，我很乐意当"网红"，因为这说明我科普的医学知识有很多人可以看到，这样一来也就会有很多女性朋友因此受益，相比于此，其他都无所谓啦。我也经常呼吁，希望更多的好医生能加入科普大军，成为老百姓心目中真正的"网红"医生。

　　经常有朋友问我："为什么会想要做医学科普？"当然是因为我热心肠啦！当看到网络上充斥着各种没有科学依据的"养生常识""医学科普"，且传播非常广的时候，真心生气！但是生气没啥用，最好的办法是我们自己来做科普，用正确的健康知识占领网络，让假科普没有市场。而且，站在妇产科医生的角度，我认为女性更需要正确的健康知识。因为在女性的一生中，特殊的生理时期比较多，比如月经期、备孕期、孕期、哺乳期、更年期。她们要面对的事情比男性多，所以女性更加需要正确而温暖的呵护。

常常有粉丝回应我："恩哥，正是看了你的科普，我才去医院做检查，及时发现了宫颈癌前病变。""听了你的科普，我不再害怕激素，吃药后更年期的问题都没了。"女性朋友们能通过我的科普受益，让我内心充满了满足感和幸福感，这种感觉是用金钱买不到的。

很多次，患者找我看病，当我准备解释病情的时候，她们会打断我说："恩哥，你不用说啦，我都看过科普，你直接给我开药（或是安排手术床位）。"我发现，科普使得临床工作中的很多重复性的解释工作都省了，同时还有效地增进了医生和患者之间的和谐关系。

一直以来，朋友、同事和粉丝们都希望我能出一本科普书籍。但是我觉得，网络不是传播度更广吗？大家打开手机就可以看到了，何必出书？其实更关键的原因是我太懒了，所以迟迟没有动笔。后来想着，这么多年的付出不整理成书交代不过去呀，恩哥也应该有一本自己的科普书了，于是终于有了今天这本《女生健康养护指南》。女性朋友们在各个生理期常见的问题，我都尽我所能地汇总到书中，希望这本书能代替恩哥成为大家的好闺密、好姐妹，大家时时翻看，收获一生的平安幸福。男同志更应该好好学习，为你的亲密爱人储备好妇科知识，从而给她最好的呵护！

邹世恩

写于 2022 年 4 月中旬，上海防疫最关键的时期

01

第一部分
月经：女生和它的 500 次"约会"

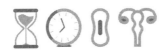

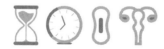

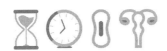

02

第二部分
性爱：不可忽视的健康细节

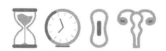

03

第三部分
孕育：甜蜜又忐忑的幸福事

04

第四部分
更年期与激素：安然度过“第二春”

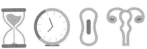

05

第五部分
妇科疾病：令人困扰的烦心事

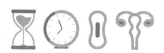

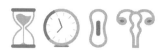

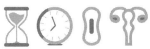

06

第六部分
日常保养：让女人如花般绽放

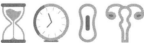

第一部分
月经：女生和它的 500 次 "约会"

第一章　关于"大姨妈"的那些事儿

女性怎样排"污"血

很多女性觉得月经排的是"污血"，一些传统的老观念也把经血说成是"污秽之物"，甚至还说女人来月经的时候是"不干净的"。这当然是大错特错的。经血并不是污血，它的成分也没有什么特殊之处，更谈不上排出经血有排毒的作用。但是，很多不良商家却用这个概念来炒作自己的产品，宣传"来月经就是在排毒""月经少了是排毒不畅""月经拖拉不干净就是毒素没排干净"……对此我们应当有正确的认识，千万不要被误导。

其实，经血的主要成分就是血液和子宫内膜组织，还夹杂着一些宫颈黏液和阴道分泌物。月经其实是一种非常正常的生理现象。在每个月经周期内，卵巢分泌的雌激素会让子宫内膜增厚，内膜细胞增多、增大。在排卵以后，卵巢黄体分泌的雌激素和孕激素又会让子宫内膜进入分泌期。在这个过程中，如果卵细胞没有受精，黄体将会萎缩，分泌的雌、孕激素水平逐渐下降，子宫内膜中的血管也会收缩，会让内膜坏死、脱落，和血液混合在一起流出身体外，这就是"月经"。

因此，我们不必用有色眼光去看待经血，不要把它当作"污血"，也不必追求把所谓的"毒素"排净。当然，如果月经持续时间比较长，出现了月经淋漓不尽的情况，我们就应予以重视，必要时应当及时就医并进行相应的检查、诊断，正确地进行处理，切莫拖延诊疗。

月经来潮前会有哪些征兆

在月经前一周左右，女性体内的雌、孕激素会达到一个小高峰，之后又会逐渐下降，而大脑的神经递质也会减少，由此会引发一系列经前症状，也叫"经前期综合征"。这些症状因人而异，有些比较轻微，很快就能缓解；有些则比较严重，需要就医或用药调理。

比如，有不少女性在来月经前会出现莫名的情绪波动，总是觉得焦虑、烦躁，还会出现失眠、注意力不集中、工作效率低的情况；有的女性会变得脾气暴躁，有时会为一些小事与人争吵；

还有部分女性会出现抑郁症状，情绪沉闷，喜欢独处。大多数时候，在月经结束后，女性的这些情绪波动自然就会恢复正常。

还有一种常见的经前征兆是胸会变大，有的女性会开玩笑说："多么希望能一直保持下去。"可是，在胸变大的同时，也会伴有一些不适症状，比如，体内雌、孕激素水平升高导致乳腺管充血、扩张而引起乳房胀痛。月经来潮时或经期后，随着激素水平降低，这种胀痛的感觉就会慢慢消失。

除了乳房胀痛，有些女性在月经来潮前还会出现腹部胀满的情况，体重也会比平时有所增长。也有女性会在月经来潮前一周内出现水肿的情况，一般常出现在眼睑、手足等部位。还可能有头痛、痘痘、便秘或腹泻、腰酸、下肢沉重、小腹坠胀等问题。如果女性没有把握好自己的月经周期，或是出现了月经失调的问题，就可以根据上述这些"信号"大致判断自己是否即将来月经。

当然，为了缓解月经来潮前的诸多不适，女性可以在生活中做一些必要的调整。比如按时睡觉，尽量不熬夜，做好腹部保暖；在饮食上则要注意少吃冰凉、有刺激性的食物，以免加重症状，同时要减少盐的摄入，以改善水肿问题，还可以适当补充一些维生素。另外，女性可以适当做一做运动，以缓解不适，但要避免剧烈运动，以免加重经期不适。

什么样的月经颜色才是正常的

　　很多女性朋友会纠结自己的月经颜色到底正不正常，看到经血颜色偏红或偏暗，就会有些担心。有时候看到褐色分泌物，又会觉得"很脏"。其实单纯从月经的颜色来判断是不对的，我们要结合月经的时间和量一起考虑，才能判断是不是正常。

　　首先从经血的颜色来看，经血里有动脉血和静脉血，动脉血血流比较快，含的氧分子比较多，所以颜色是鲜红色的；静脉血血流慢，含的氧分子很少，二氧化碳多，所以颜色是暗红色的。

　　在每个月经周期，内膜刚开始脱落时，动脉血相对多一些，经血的量也较多，颜色会稍微偏红，血多的时候可能还会形成小血块或者大血块。这时我们要特别注意月经的量，如果经血量过多，则需要及时就诊。

　　行经期间，随着子宫平滑肌收缩，血管收缩，血流会慢慢减少，月经量逐渐变少，再加上动脉血减少，经血的颜色就会偏向静脉血的暗红色，这也是正常的经血颜色。如果仔细观察，还会发现其中有一些碎片组织，这是脱落的子宫内膜、子宫颈分泌的黏液和阴道的分泌物。

　　如果经血量少，同时呈现褐色，持续时间长，说明血液在体内停留的时间太长，排出体外也不顺畅，这时也有必要去医院接受必要的检查，以排除病变。

月经期为什么会拉肚子

有的女性在月经期还会出现拉肚子的情况，因为不知道是什么原因造成的，就会担心是不是自己的身体出现了什么严重的问题。其实，这种情况和月经期女性体内前列腺素分泌量增加有很大的关系。

这种前列腺素会使平滑肌收缩，如果是子宫平滑肌收缩，就会引起痛经；如果是头颈部血管平滑肌收缩，就会引起头晕、头痛；如果是胃肠道平滑肌收缩，就会引起恶心、呕吐和腹泻。

另外，在月经期，孕激素分泌量下降，而孕激素有松弛肠道平滑肌的作用。随着这种松弛力量的不断减弱，前列腺素收缩肠道力量的不断增强，腹泻就出现了。

如果女性有经期腹泻的问题，可以注意一下具体的症状，如果每天只腹泻一两次，没有明显的脱水症状，自我感觉不是特别难受，可以适当喝点淡盐水予以缓解。如果腹泻次数较多，可以吃点蒙脱石制剂或者活性双歧杆菌等药物，有必要的话还要到医院就诊。平时则要注意做好身体保暖，不吃不干净的食物，避免加重腹泻症状。

为什么月经里面有血块

月经中除了血液，有时候会有血块，还会出现像"肉"一样的东西，形态有点像海蜇皮，有时又像吸了水的海绵。有的女性就会非常担心，甚至会想是不是子宫肌瘤的组织掉出来了。其实并不是这样。我们如果想区分月经里的"东西"到底是肉还是血块，可以在水里搅拌一下，血块会溶解，无法溶解的大多是子宫内膜的碎片。

那么，血块又是怎么产生的呢？在正常情况下，月经来潮的时候，子宫内膜局部会产生很多溶血因子，以利于经血流出，如果月经出血量比较大，超过了溶血因子的作用，就会形成血块，而且血块的量跟出血量往往成正比。不过大家看到血块也不必忧心忡忡，如果总的月经量没有超过80毫升，而且一个星期内基本结束，就不必过于担心。

假如出血量特别大，血块非常多，甚至经血像打开的水龙头一样难以止住，还伴有头晕、脸色苍白，甚至昏倒在地之类的症状，就要马上到医院看急诊，以便弄清楚月经量过大的原因。比如，常见于青春期、更年期的黄体功能不足，或是有一些结构异常的改变，如子宫腺肌病、子宫黏膜下肌瘤、比较大的内膜息肉等，具体属于哪一种，只有接受了专业的检查后才能确定。

如何判断月经是不是正常

月经是否正常，妇产科医生通常会按四个标准来判断：

第一，看月经的周期：相邻两次月经来潮的时间间隔叫月经周期，这个周期在 21 ~ 35 天都是正常的。

第二，看周期的规律性：如果某次月经周期为 25 天，下次却变成了 35 天，虽然总天数都在正常范围之内，但是因为变化太大，就是不规律的。我们允许的变化时间是 7 天，也就是两个月经周期的天数变化要少于 7 天，这样才符合周期规律性的要求。

第三，看月经期的时长：每次月经持续的时间，一般 3 ~ 7 天是正常的。

第四，看月经量的多少：一般的月经量是几十毫升，允许的量是 5 ~ 80 毫升。为了有更直观的感受，我们可以拿一个 330 毫升的矿泉水瓶，80 毫升大致相当于矿泉水瓶 1/4 的容量；矿泉水瓶盖翻过来倒满水，大约是 5 毫升。

上面这四个标准中，前三个标准比较容易计数，我们也可以做出较为准确的判断。但第四个标准，即月经量，却很难进行精准的测量，所以我们一般是将这个月的月经量跟之前的月经量对比，如果相差不大就没有什么问题，如果月经量突然减少了一半或者明显增多，我们就需要予以重视。如果月经量增多，且有较多血块，我们可以在月经结束后去测血常规。如果没有出现贫血，就说明出血量对于身体没有造成负担，属于相对正常的月经量。

另外，这四个标准只要有一条不符合，我们就可以考虑是月经失调或者异常子宫出血。当然，看待这个标准也没有必要那么死板，一天两天都不能差，更重要的是要有明显的规律性。比如，有的女生一直都是40天来一次月经，前后相差一两天，这也属于正常情况；如果一直8天来一次月经，且检查显示没有问题，也不必过于担心；如果月经一直只有五六毫升的量，但能够准时来，生育没出现问题，也算是正常的。但是，如果突然出现了无规律的变化，那就值得我们重视。也就是说，月经的"规律性"比月经具体持续的时间或者月经量更重要。

如果平时月经很规律，一个月左右来一次，这次突然提前几天来，那么首先要考虑怀孕因素。如果没有怀孕，且一周之内月经能结束，也没有出现大出血，那就不用担心。但是，如果接连两三个月都出现了月经提前，或者提前的时间不固定，那就需要接受检查，比如监测基础体温，以及查性激素、甲状腺功能、抗缪勒管激素（AMH）等，或者是下次来月经前一周的黄体酮水平。

月经会引起贫血吗

来月经时，有的女性会出现头晕眼花、脸色苍白、容易乏力、精神不振之类的症状，于是就怀疑自己是不是贫血了。

的确是有可能的。月经是女性正常的生理现象，不过呢，经血的成分大部分是血液，因此，如果月经量多，是可能造成贫血的。

月经过多引起的贫血，可以通过检测血常规，看看血红蛋白含量就可以知道。

月经量多引起的贫血，首先，可以在医生的指导下服用补铁剂，同时可以在日常饮食中适当多吃一些含铁量高的食物，如猪肝、猪血、牛肉等。其次，要排查一下引起月经量多的原因，是否有排卵异常、子宫内膜病变、子宫肌瘤和子宫腺肌病等。

月经推迟不来，怎么办

对于月经推迟不来，我们要分几种情况来处理。

第一种情况是偶尔推迟 3 ~ 5 天。这属于正常的周期波动，我们可以放松心情，等待和月经的"约会"。

第二种情况是平时月经都很规律，突然推迟不来，或是推迟

时间 ≥ 7 天。对此，我们就应当重视起来。首先可以做个早孕测试，以确认是否怀孕。如果没有怀孕，耐心再等 1～2 周。如果还不来，就可以通过 B 超测一下子宫内膜的厚薄。如果子宫内膜很薄，建议吃雌激素，再配合孕激素调理月经；如果子宫内膜有一定厚度，可以直接用孕激素来"催"月经。假如连着两三个周期月经都推迟，那就要好好查一下内分泌，看看有没有多囊卵巢综合征、高催乳素血症、甲状腺功能减退、卵巢功能减退等方面的病因。另外，如果以前做过多次人流刮宫，造成内膜损伤、严重的宫腔粘连，也可能导致月经不来。因此，对于月经推迟不来，我们一定要有针对性地做检查，再予以解决。

第三种情况是平时月经周期就不规律。这类情况多数是内分泌功能不好造成的，可以用短效避孕药或者黄体酮来调整。如果是卵巢功能衰退，比如更年期到了，光用孕激素是不够的，可能还需要补充使用雌激素来调整。

服用黄体酮后，月经还不来怎么办

不少女性在服用黄体酮期间会非常焦虑，不明白为什么自己吃了这么久的药月经还是不来。其中有几种可能：第一，服用黄体酮的量可能不够，一般我们建议常规剂量要吃 10 天，然后停药等月经来；第二，药物可能还没起作用，一般停药之后月经并不会马上就来，而是要再等上三五天，甚至一周的时间，所以要耐心等待，不要着急；第三，来月经要有足够的子宫内膜厚度，如果有严重的宫腔粘连，没有正常的子宫内膜组织，或者因为卵巢功能衰退，没有足够的雌激素，内膜缺乏活力，吃再多黄体酮也无济于事；第四，也是最关键的一种可能，就是过夫妻生活没有采取避孕措施，导致自然受孕，这样自然就不会来月经，这时服用天然黄体酮、地屈孕酮起到的就是保胎的作用了。

产后多久来月经是正常的

产后，子宫会有一个恢复的过程，这时阴道会排出"恶露"，其主要成分是血液和坏死脱落的子宫内膜蜕膜等，一般会持续4～6周的时间，但这种恶露并不是月经。

至于真正的月经恢复时间与个人体质、生产方式有关，比如，采用顺产还是剖宫产，有没有喂奶，喂奶的时间长短，等等。这些都会对月经的"归来"时间产生影响。有数据显示，大概61%的女性在产后12周内恢复月经，有36.5%的女性在产后24周内恢复月经，但也有一些人在产后6周就恢复月经。也就是说，还在坐月子，月经就来"报到"了。而且，最初可能会有月经不规律的情况，慢慢地就会恢复正常。

在产后的关键时期，女性要注意做好几点：第一，合理补充营养，多补充钙、铁等微量元素；第二，保证睡眠时间，不要让自己太过劳累；第三，适当运动，可以做一些户外活动；第四，心情要好，不要有太大的心理压力。如果产后一年月经还没恢复，或者停止喂奶超过三个月，月经还没来，那就要考虑是不是怀孕了，或是有其他问题，这都需要去医院检查才能确定。

警惕性早熟，尽早看医生

女孩进入青春期，会出现第一次月经，也就是我们常说的"月经初潮"。在我们国家，大部分女孩会在 12 ～ 13 岁开始出现初潮。然而，现在有些孩子月经初潮的年龄却大大提前，甚至出现了 8 岁就来月经的情况。有的女孩还过早出现乳腺发育、阴毛生长等情况，这可能就是性早熟。

孩子出现这种情况，家长一定要给予重视，因为性早熟对女孩的身心健康有很大的危害，不但会影响学习，还会带来心理压力，更有可能引发发育异常，比如会让骨骺融合提前，导致孩子身高不再增长。更糟糕的是，有时性早熟还可能是某些肿瘤引起的，所以家长一定要及时带孩子去看医生，查明原因。

一般我们发现女孩出现以下这三种情况，就要格外小心：第一，女孩在 8 岁之前，第二性征开始发育，包括乳头凸起，乳晕增大，触摸感到疼痛，腋毛和阴毛开始生长，等等；第二，外生殖器开始发育，卵巢容积变大，有卵泡发育，最关键的是 10 岁之前月经来潮；第三，生长速度过快，出现肥胖，检查骨龄超过实际年龄 1 岁以上，这样有可能会影响成年以后的身高。

为了预防性早熟，我们可以尝试以下这些措施：第一，尽量减少环境因素的影响，减少或者避免长期接触一次性餐盒等塑料制品，尽量不吃可能残留农药的食物；第二，改善饮食习惯，注意食物多样化，早餐要吃好，晚餐可以适当少吃点，进食速度要慢一些，同时尽量不吃或者少吃高热量食物、油炸的膨化食品，以减少儿童期的肥胖，因为肥胖是性早熟的"罪恶根源"之一；第三，要保持规律的运动习惯；第四，减少电子产品的使用，包括手机、电脑、电视等，因为强光可能会影响褪黑素的分泌，而褪黑素缺失也会导致性早熟；第五，家庭因素很重要，父亲不能缺位，也不能以消极的态度进行养育，同时贫困以及家庭冲突也可能会影响到这方面，也需要重视。

那么，女孩喝蜂蜜、蜂王浆会不会导致性早熟呢？并不会。虽然蜂蜜、蜂王浆这些蜂产品中含有一定的性激素，但是含量微乎其微，比很多日常食物还要少，不足以引起性早熟。不过这些蜂产品很甜，含糖分很多，如果摄入得太多，可能容易导致肥胖。因为脂肪细胞会额外产生很多雌激素，从而影响内分泌，可能导致性早熟，所以蜂蜜虽然好喝，但不能多喝，适量就好。

第二章　恼人的月经病

月经病，其实病的并不是月经

我们都听说过"月经病"这个说法，但是月经本身并不会生病，月经只是子宫内膜脱落混着血液一起流出体外，是正常的生理现象。

至于我们平常说的月经量多或量少、经期延长、月经频发、痛经、闭经等，都是月经相关的症状，反映的是跟月经相关的一些系统或者器官可能出现了状况，比如出现了内分泌紊乱，包括卵巢功能衰退、多囊卵巢综合征、高催乳素血症、甲状腺功能减退等；也有可能是子宫出现了问题，包括宫颈或子宫内膜息肉、子宫黏膜下肌瘤、剖宫产子宫切口憩室、子宫腺肌病等；还有恶性肿瘤引起的出血，如宫颈癌、子宫内膜癌等。

当然，我们还要注意，从阴道流出的血并不一定都是月经，还可能是怀孕引起的出血，包括先兆流产、宫外孕、葡萄胎等。

　　想要鉴别月经不正常的病因，其实也很简单，可以通过查人绒毛膜促性腺激素（hCG）排除怀孕，再借助妇科检查、B超、内分泌激素检测等手段，就可以把大多数引发出血的疾病诊断出来。

月经前后有褐色分泌物怎么办

　　在月经来潮前几天，出现了褐色分泌物，量不多，也没有腹痛症状，这到底是怎么回事呢？我们首先要明白一点，这种褐色分泌物并不是"脏东西"，主要是血液。之所以会呈现褐色，是因为这部分分泌物含血量较少，在子宫腔或者阴道里停滞时间较长，被充分氧化后才变成褐色。

　　至于这种褐色分泌物出现的原因，可能与黄体功能不足有关，这会造成孕激素不足，无法维持子宫内膜的稳定性，导致内膜提前脱落。还有可能是宫颈上的息肉或炎症，或内膜的息肉及其他病变（黏膜下肌瘤、节育器）造成的。

　　从诊断的角度来说，首先可以自行判断一下，如果月经周期正常，褐色的分泌物加正常的月经在七八天内能结束，其他时间没有任何出血，就不必过于担心。

　　如果超过8天，先要排除怀孕的因素，接下来接受体格检查和妇科检查，以排除痔疮或肛裂引起的出血，还有通过辅助检查及化验了解有无宫颈息肉、炎症、内膜息肉、剖宫产子宫切口憩室、节育环、黏膜下肌瘤、子宫腺肌病、子宫肌瘤或一些癌症等病因。如果排除这些问题，则可以考虑是否存在黄体功能不全，可以通过自行监测基础体温判断；如果月经周期紊乱，还可以检测内分泌激素以明确病因。

如果在月经结束后出现了褐色分泌物，又该怎么办呢？其处理方法跟月经来潮前出现褐色分泌物的大同小异。

月经频繁，会不会老得快

很多女性都会担心这样的问题：是不是月经来得越频繁，就老得越快呢？实际上是不会的，女性每个月都有好几个卵泡会进入发育周期，但最终只有一枚卵子会成熟并排出，所以女性一生中只排出 400 ~ 500 枚卵子。就算月经周期短一点，次数频繁一点，一辈子也就比别人多消耗几十个卵泡（注意，不是卵子）。而卵巢的"卵泡储备"在出生的时候最多，有 100 万 ~ 200 万个，到了成年期也有几十万个，这几十枚卵泡相比几十万个卵泡储备来说，几乎可以忽略不计。所以大家不用担心卵巢会过早衰老，因为这点卵泡的"家底"还是有的。

同理，月经周期延长，每年月经次数变少，也不会影响绝经年龄。

　　要是女性半年不来月经，是不是绝经了呢？也不是。绝经的原因是卵巢功能衰竭，不能产生足够的雌、孕激素，不能刺激内膜产生月经。判断绝经有两个标准：一是在排除怀孕的前提下，一年不来月经；二是年龄在40岁之后，一年不来月经。中国女性平均绝经年龄大概在49.5岁，如果在40岁之前出现半年不来月经的情况，可能是卵巢早衰；40岁后半年不来月经，可能是进入围绝经期。当然也要排除其他一些内分泌疾病。因此，仅仅只是半年不来月经，并不能诊断绝经。

　　不过，有个更早期的表现可能提示着快要绝经了，那就是相邻两次月经的时间间隔变大。也就是说，月经周期变化≥7天，如果在10个月内出现两次，就可以认为是进入了绝经过渡期，即所谓的更年期。在通常情况下，很多女性这时候会出现潮热盗汗、胸闷、心慌、烦躁、乱发脾气等表现。

月经量多可能是什么原因

　　月经的出血量跟几个因素有关：一是子宫内膜的面积，如果子宫特别大或者有内膜息肉、黏膜下肌瘤，会增加出血的面积；

二是子宫内膜脱落是否同步，这跟子宫内膜病变或者内分泌有一些关系；三是血流的速度、子宫收缩力、凝血机制等。

从理论上讲，整个月经期出血量＞80毫升，可认为是月经量过多。但是在现实生活中，我们很难精确地测量出血量到底有多少，所以可以根据自身评估、身体反应、有没有血块等因素进行综合判断。在上厕所的时候，我们可以低头看一看卫生巾上是不是出现了比较大的血块，看看有没有2小时内换一次，或是半夜不得不爬起来更换卫生巾或棉条的情况，是否因为月经多而不得不取消重要的社交活动，由此也可以看出出血量的多少。

如果出血量大、速度快，很快就将整片卫生巾湿透了，或者有很多血块，血流总是止不住，这时候就要多加小心。如果出现脸色苍白、头晕，甚至晕倒在地的情况，就要立刻到医院看急诊。就算没有这些紧急的症状，我们也不能掉以轻心，应当尽早到医院做一下妇科检查。

如果平时月经周期比较规律，只是月经量多或者月经期时间比较长，那首先应当考虑结构性的病变，比如宫颈病变、子宫内膜病变（子宫内膜息肉、黏膜下肌瘤，或者子宫腺肌病、子宫肌瘤等）。如果月经周期并不规律，月经量又特别多，可能是内分泌紊乱引起的，可以查一下性激素六项、甲状腺功能等，并可以考虑用孕激素或短效避孕药来调整，因为这两类药物都可以抑制子宫内膜过度增生，有助于减少月经量。还要小心内膜癌变，必要时做诊刮术。

如果月经期比较长，十几天才结束，同样可以用孕激素或者短效避孕药来调整。

　　妇产科还有一种非常便宜又非常好用的药品，叫醋酸甲羟孕酮，又叫安宫黄体酮，是一种人工合成的孕激素。如果出现了月经不调或者阴道大出血，都可以用它来止血，效果比一种天然的黄体酮更好。不过，由于它是人工合成的，而对于那些需要较长时间服用激素的女性，比如更年期女性，就不建议用这种药，因为它对代谢及乳腺会有一些额外的不良影响。

　　有的女性可能还听到过这样的说法：来月经的时候少吃点红枣，不然出血会更多。这种说法其实是没有科学根据的。红枣非常有营养，富含蛋白质、糖、微量元素等，具有一定的保健作用，但是吃红枣并不会增加月经的出血量，因为红枣不影响子宫内膜的面积，不影响子宫内膜脱落的速度，不影响血流的速度，也不会干扰到子宫的收缩力以及凝血机制等。所以，女性不必因为担心月经量过多就不敢吃红枣。

月经为什么一两天就结束

　　如果月经量变少，甚至只持续了一两天就结束了，该怎么办？如果是第一次出现这种情况，在排除怀孕的前提下，我们可以观察后面两三个月的表现。如果后期月经正常，偶尔一次月经紊乱是没有问题的。但要是连着几个月都是这样，就要到医院去检查一下。

针对这个问题，首先要考虑是不是以前做过多次人工流产刮宫，这种操作可能会引起子宫内膜损伤，导致宫腔粘连。这种情况月经周期还是比较规律的，也就是说每次来月经的时间是相对固定的。

而且，对于宫腔粘连的问题，也要区别对待。如果没有生育要求也没有周期性的下腹痛，可以不做处理，因为它只造成了月经变少或不来，对身体的其他器官和内分泌等没有什么影响。但是，要是有生育要求，就要做宫腔镜，以确诊并评估它的严重程度，同时还要对粘连进行分解，再用一些促进子宫内膜生长的激素或者是防止宫腔粘连的材料、器械，来增加月经量，提高受孕的概率。不过，对于重度的宫腔粘连，很多时候医生也是无能为力的，毕竟沙漠想要变成绿洲，虽然有可能，但可能性是非常小的。所以，我们应该想办法从源头预防这种问题，比如，要尽量做到科学避孕，避免因意外怀孕去做人工流产刮宫。

其次要考虑是不是内分泌出现了问题，卵巢功能衰退、多囊卵巢综合征、甲状腺功能减退等都会对月经产生影响，这时需要运用专业手段进行确认，如果确定是内分泌问题，用药治疗即可。

月经量少可否用激素调节

如果月经量很少，月经也没有规律性，比如，有时一个月来一次，有时两三个月，甚至半年才来一次，这种情况很多都是内分泌的问题。

最常见的是多囊卵巢综合征。多囊卵巢综合征的诊断标准有三个：一是月经不正常；二是通过 B 超看出卵巢上有多个小卵泡；三是睾酮等雄性激素增高或临床上有雄激素高的表现，比如痤疮、多毛、脱发等。这三条中有两条符合就可能是多囊卵巢综合征，调经大多要用到短效避孕药或孕激素。

如果是甲状腺功能减退，一般可以在医生的指导下服用一些调节甲状腺功能的药；如果是卵巢功能衰退，包括早衰和更年期，在这种情况下，由于卵巢生产激素的能力下降或缺失了，所以要适当补充点雌、孕激素。这就好比银行里没有存款，就得定期往里面存钱，这样有需要的时候才能提出来。但是，如果是内膜损伤，甚至宫腔粘连引起的月经少，使用雌、孕激素不一定有用。

有的女性可能会问："月经量很少，能不能吃黑豆调理一下？"黑豆当然可以吃，营养也很不错，不过不能指望它有治疗的作用。因为黑豆所含的是大豆异黄酮这种植物雌激素，它跟人体雌激素是不同的。如果我们体内自身的雌激素是足够的，雌激素受体就会被结合掉，大豆异黄酮不能和受体结合，就没办法发挥作用了。只有当卵巢功能衰退时，体内雌激素水平不足，大豆异黄酮与受体结合，从而才能发挥一点作用，但作用也非常有限，大概是自身雌激素万分之一的效应。因此，我们不能迷信黑豆有所谓的调经作用，还是要到医院查出月经量少的真正原因，然后再进行有针对性的治疗。

肥胖为什么会引起月经不调

肥胖不但会影响女性的身材和形象，还会引发月经失调、不孕症、子宫内膜病变等。这是因为长期过度肥胖会影响体内的代谢，胰岛素抵抗引起内分泌紊乱，导致女性卵泡不能发育成熟、不排卵等。另外，肥胖的脂肪细胞也会额外产生比较多的雌激素，造成子宫内膜过度增生，甚至引发子宫内膜癌变等。

因此，我们要尽量把体重控制在正常范围，最好不要让 BMI 超过 24（BMI ＝体重÷身高^2，体重单位是千克，身高单位是米），平时可以通过合理的运动和均衡的饮食来改善体重。

此外，很多女性可能没有注意到，生活和工作压力大其实也是引起肥胖的一个重要原因。在权威期刊《细胞》上，耶鲁大学的科学家发表了最新的研究成果，显示在压力大的时候，我们体内的棕色脂肪组织会产生一个细胞因子白细胞介素 IL-6，它可能导致血糖升高，脂肪分解下降，让人在不知不觉中发胖。因此，女性想要减肥，保持心情舒畅也是很关键的。就算工作压力再大，我们也要学会调整心态，要用积极的态度去化解各种难题，这样才有助于减轻心理压力，对减肥和保持身心健康都能带来良好的影响。

40 岁后容易出现哪种月经不调

第一种，月经周期紊乱。在这个年龄段，由于卵巢功能进入快速衰退的阶段，容易出现各种内分泌失调，首先表现出的就是月经周期紊乱，月经周期有可能缩短为 20 天，也有可能延长到四五十天，甚至更久。

第二种，月经量多，经期时间长。因为这个年龄段子宫肌瘤、子宫腺肌病、子宫内膜息肉、剖宫产子宫切口憩室，甚至癌症等疾病都开始"粉墨登场"，可能会引起经量和经期的异常。

第三种，月经量很少，甚至完全不来。这有可能是近绝经的信号。

女性月经不调可不是小问题。根据哈佛大学的最新研究，女性月经不规律，变化＞7天或者月经周期＞40天，其在70岁之前死亡的概率，要比其他没有这种情况的女性高。因此，如果出现月经不规律或月经周期太长的情况，一定要及时调理，若同时伴随其他身体症状，则需做相应的检查和治疗。

月经不调会影响怀孕吗

月经不调的女性很可能排卵功能有问题，自然影响怀孕；还有一部分排卵正常，是可以怀孕的，但受孕的难度肯定要高于月经正常的女性。首先，如果月经紊乱，甚至一个月出血十几天，那肯定会影响"爱的鼓掌"的心情和次数，自然会影响到怀孕；其次，很多引起月经不调的疾病，比如，子宫黏膜下肌瘤、比较大的子宫内膜息肉、子宫腺肌病等，也会影响怀孕。

因此，月经不调的女性如果要备孕，最好先做全面的妇科检查，包括宫颈癌筛查、阴道B超等，看看有没有结构异常的疾病，再及时处理纠正。然后评估一下内分泌，还可以监测基础体温，也可以计算一下自己的排卵时间，做性激素六项、甲状腺功能、抗缪勒管激素等检查。内分泌异常的女性可能需要促排卵治疗，然后在排卵期开始用孕激素进行黄体支持。

月经拖拉不干净，如何做检查

有的女性遇到月经滴滴答答十几天还不干净的问题，常常会比较困惑，不知道什么时候去医院检查比较好。其实，有这种情况的女性，不必等月经干净了再去医院，而是可以根据自己身体的实际情况决定去接受检查的时间。以下这三条原则可供女性参考：

第一，有大出血的情况，出现脸色苍白，甚至晕倒在地、休克，应当马上去医院就诊。如果出现肚子疼、恶心、呕吐的症状，休息后不能缓解的，也应马上去医院就诊。

第二，如果没有以上这些症状，或是症状相对比较平稳，可以预约门诊，尽快就诊，不必等月经干净再去。

第三，如果月经不调只是偶尔出现，之后又恢复正常，身体也没有别的不舒服的症状，半年内做过全身体检没有什么问题，那我们可以继续观察，不必过于担心。这种情况属于一过性的月经不调，不一定有问题，但要是连着两三个月都月经不调，就要好好查一下原因了。

那么，对于月经拖拉不干净的问题，哪些检查是必须做的呢？

第一，必须查 hCG，以排除与怀孕相关的情况，因为拖拖拉拉的出血有可能不是月经，而是怀孕引起的出血，如流产、宫外孕、葡萄胎等；第二，要查血常规，看看有没有因为出血多导致贫血；第三，要做妇科检查，有性生活史的要查宫颈，再做 B 超看看子宫有没有增大，这样宫颈、子宫以及卵巢的问题都能一目了然。

如果宫颈上有菜花样改变或溃疡样改变，还要做宫颈活检。如果发现子宫内膜厚，又有肥胖、糖尿病等子宫内膜癌的高危因素，或者女性年龄偏大，尤其是处在围绝经期的女性，或者女性病史很长，月经拖拖拉拉已经有好几个月，建议做诊刮，以确定是否存在子宫内膜癌病变。

在排除怀孕相关问题和癌症之后，我们要考虑良性的器质性病变，最常见的有子宫内膜息肉、子宫黏膜下肌瘤、子宫内膜增生、子宫腺肌病、剖宫产子宫切口憩室，通过妇科检查和阴超，大多数都能够诊断出来。比如，剖宫产子宫切口憩室就是剖宫产的后遗症，女性在接受剖宫产后，子宫上会留下刀疤，如果愈合不良会形成憩室，就相当于在子宫内膜瘢痕处的"墙壁"上多了一个洞，经血流经此处会被这个洞兜住一些。另外，内膜也可能会"爬"到洞里去生长，它的脱落出血与宫腔其他地方的内膜也不同步，由此会造成月经时间长。所以剖宫产术后出现月经持续十几天甚至二十几天，我们就要考虑到这个问题，可以通过 B 超、磁共振、宫腔镜等手段来明确。

如果这些检查的结果都没问题，那就要再看看内分泌。如果女性平时有监测基础体温的习惯，那是最好的，既省钱又有用。

初潮年龄早，绝经也越早吗

月经是女性生殖功能成熟的标志，到了青春期，女孩就会来月经了，而"初潮"指的是第一次月经。至于"绝经"，则是卵巢功能衰退引起的月经停止的现象。有的女性认为，初潮年龄越早，绝经也会越早，但也有人持相反的观点。那么，初潮年龄跟绝经到底有什么关系呢？

首先，我们可以看一看《黄帝内经·素问》中的一句话，说女子"七七，任脉虚，太冲脉衰少，天癸竭"。这里的"七七"指的是 49 岁，"天癸竭"的意思就是不来月经了，即绝经。也就是说，在《黄帝内经》作者生活的那个年代，女性绝经的平均年龄大概是 49 岁。

现代中国女性平均绝经年龄大概在 49.5 岁，而十一二岁来月经的女孩比比皆是。这说明在初潮年龄提前的情况下，中国女性绝经的年龄并没有明显的改变。

国外有些医生对这个问题比较感兴趣，还做了一些研究。2018 年有个对挪威 33 万名女性月经情况的调查报告，其中显示 16 岁以后出现初潮的女性，绝经年龄会比 13 岁之前出现初潮的女性推迟一年。也就是说，初潮年龄越晚，绝经年龄也会越晚。但我们也可以看到，这种影响其实不是很大，所以我们没有必要把注意力放在初潮年龄上，而应更关注日常的一些保养工作。比如，平时要保持规律的作息、多运动、戒烟、尽量不喝酒、保持心情愉悦等，因为只有身心健康才能让卵巢功能处在比较好的状态。

即便卵巢功能已经衰竭，出现了绝经综合征，我们也不必过于焦虑，因为现代医学有办法让我们平稳地度过更年期，摆脱绝经综合征带来的困扰。

了解一下多囊卵巢综合征

有种妇科疾病叫多囊卵巢综合征，通常我们判断这个疾病有三个标准：第一个也是最关键的标准是有不排卵或者稀发排卵的抑制月经改变，通俗来说就是月经失调，最常见的是几个月都不来月经，还有的表现为月经周期缩短或者有不规则的出血；第二个标准就是 B 超显示一边或者两边卵巢上有 ≥ 12 个小卵泡，或者卵巢体积比较大；第三个标准是雄激素升高，可能出现痤疮、多毛这种雄激素高的表现，或是抽血查到雄激素高，当然还要排除其他可能引起雄激素增高的疾病。

对于多囊卵巢综合征，国际通用的诊断方法是三个标准有两个符合就可以诊断多囊卵巢综合征，但是国内一般要求必须满足第一个标准，而卵巢多囊样改变和雄激素超标两个标准有一个符合就可以诊断。当然，处于青春期的女孩因为内分泌调节没有发育成熟，所以很容易查到卵巢有多个小卵泡，就需要这三个标准都符合才能诊断。即使发现了卵巢多囊样改变，也不能轻易扣上多囊卵巢综合征的"帽子"，但是一旦诊断成立，就应当规范地用药治疗。

很多女性做完 B 超，提示有"卵巢多囊样改变"，就会非常担心，害怕自己患上了多囊卵巢综合征。其实这是两个不同的概念，不能混为一谈。

卵巢多囊样改变，是对卵巢形态的一种描述，指的是一堆小卵泡同时发育，但无法形成优势卵泡，结果一堆小卵泡都堆在卵巢上。如果同时检测到有 12 个以上的小卵泡，就叫卵巢多囊样改变。这只是多囊卵巢综合征的一个诊断要点，不一定诊断就能成立。如果没有别的症状，月经也正常，则不需要处理。

现在多囊卵巢综合征的发病率越来越高，但它是一种慢性病，基本上没有办法根治，所以我们需要长期用药管理它。如果女性暂时没有生育的打算，可以使用短效避孕药或者黄体酮，保证月经按时来就可以，有胰岛素抵抗的话，还可以加上二甲双胍；如果有生育的计划，就要先把内分泌和代谢调理到接近正常的水平，再用一些促排卵的药物。

另外，日常的生活和饮食也有很多注意事项。在饮食上，这类女性要少吃两类食物：第一类是高碳水化合物，包括白面包、各种松饼、蛋糕、奶茶、甜点、糖浆等；第二类是各种加工的肉类、油炸食品等。

与此同时，这类女性可以多吃以下三类食物：第一类是富含膳食纤维的食物，包括花椰菜、甘蓝、莴笋、辣椒、芝麻菜、扁豆、青豆、西红柿、南瓜、笋瓜等；第二类是富含优质蛋白的食物，包括豆腐、豆浆、牛奶、鸡蛋、鸡肉等；第三类是抗炎、抗氧化的食物，包括土豆、坚果、橄榄油、草莓、蓝莓，以及富含ω-3脂肪酸的鱼，包括沙丁鱼和三文鱼等。

在生活中，这类女性首先要保证规律的中等量的运动，一周要运动 4 ~ 5 天，每次半小时以上；其次要管理好自己的体重，千万不要超重，但也不能太瘦；最后不要给自己太大的压力，保持心情舒畅，有助于控制病情。

"长痘痘"背后藏着哪些问题

有不少女性咨询：脸上长痘痘，是不是哪个脏器出了问题？在网上也有很多关于"痘痘"的说法，有的甚至说左边脸上长痘痘是肝有问题，右边脸上长痘痘是肺有问题。实际上，痘痘只是局部毛囊皮脂腺炎症的一种表现，跟内脏没有关系。而在妇产科领域，可能会引起痘痘的因素是雄激素升高，最常见的情况就是多囊卵巢综合征，它的确是卵巢的一种疾病，但又不仅仅是卵巢出了问题，而是全身代谢、内分泌出现了问题，所以才被称为"综合征"。

而且，多囊卵巢综合征引起的痘痘也不长在特定的区域，有可能长在脸上，比如嘴唇边、面颊上、下巴处都有可能长痘痘，甚至前胸、后背的一些地方也会冒出痘痘，这是因为雄激素升高是全身的一个表现。这时除痘痘用短效避孕药效果特别好，因为它能够有效降低雄激素。

多囊卵巢综合征患者如何怀孕

多囊卵巢综合征患者大多数卵泡不发育，没有排卵，很多会不孕，但这种情况也不是绝对的。如果患者接受了医生的建议，能够调整自己的生活方式，积极治疗，改善受孕的"内环境"，也还是有可能怀孕的。

具体来看，患者应当注意做好以下几点：第一，改变生活方式，不吃高热量的食物，包括油炸食品、可乐、巧克力等，即使要吃，也只能稍微吃一点。也不要吃高脂肪食物，而要多吃富含膳食纤维的食物。第二，平时一定要多运动，避免久坐，也不要熬夜。第三，体重一定要管理好，因为近一半的患者会有肥胖问题。

如果管理好体重，改变生活方式，20%～30%的患者有可能恢复自然排卵，病情也能得到改善，怀孕的成功率能够提高。当然，在生活调理的同时也要接受降雄激素、促排卵等基础治疗，效果才会更好。

对于高雄激素，目前最常用的治疗手段是服用短效避孕药，还可以辅助服用地塞米松和螺内酯。如果脂肪代谢、糖代谢有问题，或者胰岛素抵抗，需要用上二甲双胍。

内分泌不好的时候，不直接促排卵，是为了减少不孕、流产等风险。因此，我们建议等雄激素降到正常或接近正常的水平，胰岛素抵抗、脂肪代谢等也接近正常时再去促排卵，效果会更好一些。

针对促排卵，可以口服克罗米芬或来曲唑，如果尝试了两三个月还是无效，可以用针剂促排，当然还有一部分患者采用常规的促排卵无效，就需要采用试管婴儿这种超促排卵方案。因此，一旦医生诊断是多囊卵巢综合征，患者就要积极治疗，然后在病情得到改善的情况下，尽早结婚生子。

那么，多囊卵巢综合征患者如果暂时不打算生育，可以先不治疗吗？有这种想法的人其实是不太了解这种疾病的危害性。这类患者卵巢上有很多小卵泡，却长不大，无法排卵和形成黄体，但是这种疾病又会产生一定的雌激素，会刺激子宫内膜增生，同时又缺乏相应的孕激素来促成子宫内膜脱落形成月经，所以就会出现子宫内膜增生过长，甚至会引发子宫内膜癌。大多数患者还会出现代谢异常，如果长时间不处理的话，以后糖尿病和高脂血症的发病率会非常高。因此，就算患者暂时不准备要孩子，我们也建议用黄体酮或短效避孕药让月经至少两个月来一次，以起到保护子宫内膜的作用。

第三章　痛经原因知多少

七种痛经方式，你属于哪种

痛经是很多女性"难言的痛苦"，它可以分为原发性和继发性两大类。其中原发性痛经是因月经期子宫局部前列腺素增加导致的，前列腺素会促进子宫平滑肌收缩和血管痉挛，导致子宫局部缺血缺氧，引起疼痛。继发性痛经一般继发于子宫内膜异位症或子宫腺肌病。

至于痛经的方式则是多种多样的，下面就跟大家分享七种最常见的痛经方式。

第一种，疼痛出现在月经期。疼痛的程度因人而异，有的女性痛经比较轻微，很快就会恢复正常；有的女性则比较严重，有时甚至会疼到在床上打滚，还有冒冷汗之类的症状。

第二种，疼痛出现在非月经期。比如月经前、月经后或排卵期都有可能出现。

第三种，在"爱的鼓掌"的时候感觉疼痛。直肠子宫后陷凹有病灶或局部粘连子宫后倾固定者就会出现这种情况，月经来潮前最明显。

第四种，肛门周围坠胀痛。如果子宫内膜异位症的病灶长在直肠子宫后陷凹的位置影响到直肠，会出现这种情况。

第五种，放射性疼痛。如果子宫内膜异位症的病灶正好长在某个神经上，疼痛发作的时候，神经所支配的区域就会出现放射性的痛感，比如放射到下肢、阴道等。

第六种，腰背痛。如果子宫内膜异位症影响到输尿管形成肾积水，就会出现这类疼痛。

第七种，刀疤痛。剖宫产刀疤或会阴侧切刀疤上面，如果长了子宫内膜异位症的病灶，来月经的时候，刀疤会鼓包引起疼痛。

由此可见，对于痛经问题，我们不能一概而论，应当根据疼痛的程度、持续时间和出现的位置等来判断具体的原因，并最好到妇产科接受检查，以排除疾病造成的痛经。

痛经难道只能靠硬撑

现代女性应该正确认识痛经，在疼痛袭来时，千万不要硬撑着，而是要根据具体的情况选择适合自己的缓解方式，避免让痛经影响到我们的日常生活和工作。

想要减缓痛经，服用短效避孕药是一个不错的方法。短效避孕药可以减少月经期前列腺素的产生，对原发性痛经有效。同时它也可以治疗继发于子宫内膜异位症的痛经。虽然短效避孕药自身带有雌激素，但含量很低，大概只相当于排卵形成的雌激素的几十分之一，影响微乎其微。而且，抑制排卵后，卵巢产生的雌激素非常少，就不刺激异位内膜组织生长。关键是短效避孕药的孕激素还可以抑制子宫内膜组织生长，能够比较好地延缓子宫内膜异位症病情进展，从而达到缓解痛经的目的。而且，短效避孕药的副作用很小，适合长期服用，不过要是子宫内膜异位症病情比较重，短效避孕药的效果就不明显了，此时需要根据医生的指导选择其他用药。

除了短效避孕药，还有哪些常用的止痛方法呢？

第一，热敷。比如，把暖宝宝或热水袋敷在小腹上，但这种方法适用于比较轻微的痛经，对严重痛经的用处不大。

第二，吃止痛片。中、重度痛经的女性需要用药物来止痛，常见的药物有乙酰氨基酚，还有非甾体类消炎药（NSAIDs），这是很多国家共识指南的一线推荐用药，它可以抑制局部前列腺素合成，可以说是从根源上解决了疼痛的诱因，从而能够缓解痛经。但很多女性觉得这种药会引起胃肠道反应，那就可以选用选择性COX-2抑制剂，如依托考昔，服用后半小时内就能明显减轻疼痛，而且每天服用一片即可，胃肠道反应非常小。另外，很多女性担心止痛片吃多了会有副作用，但我们不妨想象一下，每月只吃两三天，每天只吃一两片，剂量很小，所以一般不会有太大的副作用。

第三，肛门用药。有的女性吃止痛药后胃肠道反应比较严重，这时就可以选择肛门止痛栓剂，如消炎痛栓，也能起到不错的效果。

此外，对于育龄女性，还有一种"天然无公害"的止痛方法，就是怀孕。经过漫长的孕期，再加上产后哺乳，有很长一段时间女性不会来月经，也就不用忍受痛经的折磨了。不过随着月经的恢复，大多数女性可能又会重新遭遇痛经问题。

痛经会不会不孕

有的女性有长期痛经的问题，免不了担心会引起不孕不育。其实也不一定，因为痛经也分情况。如果是原发性痛经，没有具体的器质性病变，不会影响怀孕。如果是继发性痛经，多数是子宫内膜异位症或者子宫腺肌病引起的，有这类痛经的女性，40% ～ 50% 可能会不孕。

因此，长期痛经或不孕的女性，还是有必要做一下排查，看看有没有子宫内膜异位症。

40 岁以后还痛经，怎么处理

不少女性到 40 多岁的时候还有痛经问题，甚至越痛越厉害，很多人就会劝她不要着急，等绝经了自然就好了。话虽这么说，但有些问题我们必须考虑清楚：第一，我们知道自己什么时候绝经吗？难道还要硬撑上几年吗？第二，在这个年龄段还会痛经的女性，可能有子宫腺肌病、巧克力囊肿等子宫内膜异位症的情况，虽然很少会出现癌变，但病程时间长了，也还是会有一定的癌变概率。

因此，有这类问题的女性要去医院接受检查，可以抽血检验抗缪勒管激素，再做 B 超查窦卵泡计数（AFC），以判断大概什么时候会绝经。另外，我们要通过 B 超或磁共振了解病灶的影像学情况，再抽血查癌胚抗原等肿瘤指标。如果综合判断的结果不像是癌变，而且女性也快要绝经了，就可以打降调闭经针，也就是打促性腺激素释放激素类似物（GnRH-a），促使绝经。如果判断的结果是还有好几年才会绝经，那可以打 3 ~ 6 针的闭经针，之后再服用地诺孕素或者放曼月乐环（左炔诺孕酮宫内缓释节育系统），让痛经得到缓解。如果高度怀疑有癌变或是用药治疗痛经不能缓解，病情继续进展，那需要做手术，具体结论需要医生综合各方面的信息来得出。

子宫内膜异位症是怎么发生的

有些经血"不走寻常路"，不从阴道中流出，它会到哪里去呢？其实子宫除了宫颈管连着阴道这个开口，还有另外两个开口，就是子宫角连着两个输卵管和盆腔相通，所以无法从阴道流出的经血会通过输卵管逆流到盆腔，这时候如果去做 B 超，有可能会看到盆腔积液，这也是盆腔积液的一种来源。当然，这种积血很快就会被盆腔的腹膜吸收掉，所以大家不用担心，也不用做特别的处理。

但是，如果逆流的经血里有子宫内膜的活性组织，就有可能会在盆腔或腹腔的腹膜扎下根来，如果存活就可能形成子宫内膜异位症。在每个月经周期，异位的子宫内膜也会增生，会有出血，在正常情况下如果血没有地方流，就会在局部形成结节，其中有紫蓝色结节、红色结节，有时还会形成包块。

如果异位的子宫内膜扎根在卵巢上，可能会形成卵巢子宫内膜异位囊肿，也就是我们常说的巧克力囊肿。有一种相对少见的是深部子宫内膜异位症，异位的子宫内膜"扎根"扎得比较深，病变会比一般的子宫内膜异位症更严重一点。如果异位的子宫内膜扎根在膀胱或者输尿管上面，并且扎透了内壁的黏膜，每月形成的出血就会从小便里流出来，导致女性每月来月经的时候小便也会有血。

我遇到过一个病例，其异位的子宫内膜扎根在直肠上面，所以每月来月经时会出现便血的情况。当然，这也要和泌尿系统或肠管的一些疾病相鉴别，比如泌尿系结石或炎症，也有可能会出现小便有血；肠管的息肉、溃疡或癌症，也会引起便血。但是这类外科疾病跟月经周期没有什么关系，出血的时间并不规律，不像深部子宫内膜异位症，基本上只是在月经期或者月经前后几天出血，其他时间基本不出血。我们可以根据这种很明显的特征来进行鉴别。

另外，我还遇到一个很典型的病例，患者是一位 40 多岁的女性，每次来月经都会有气胸，导致半年内反反复复住院，但胸外科找不到病因。我们做了诊断性治疗，先每月打一针闭经针，半年时间不来月经，就没有再出现气胸。从这一点可以反证，这是异位的子宫内膜扎到肺上而引起气胸。我还听说过，有时异位的子宫内膜到了鼻腔，会导致女性每次来月经时流鼻血。子宫内膜异位症又被人们称作"良性的癌症"，因为它虽然是良性疾病，却会像癌症一样到处扩散，而且也很容易复发，所以我们一定要重视它。

小肚子疼竟会与子宫内膜异位症有关

有的女性在月经期不痛经，但平时小肚子老是会疼，这也有可能是子宫内膜异位症在作怪，只是没那么典型。

子宫内膜异位症最典型的症状当然是痛经，但也有些女性反而是平时比较痛，月经期不怎么痛，导致很多时候会被当成盆腔炎来治疗，结果治疗了很久，吃了不少药，病情却没能改善。这时候，我们就要考虑是不是子宫内膜异位症。

那到底应当怎样诊断呢？这就需要妇科医生在做妇科检查的时候，好好去摸一摸。实际上，在子宫后壁或者一些韧带处或者在盆壁，可以摸到一些小结节，碰到还会有痛感，这基本上就可以考虑是子宫内膜异位症。此时如果 B 超又显示有包块，肿瘤指标 CA125 也是增高的，那就可以更加确定了。

此外，要是患者使用了很多抗盆腔炎的药物都没有效果，也可以考虑进行诊断性的治疗，比如，用短效避孕药或者打闭经针两三个月，患者的疼痛明显缓解，那也可以间接证明是子宫内膜异位症。

子宫内膜异位症和子宫腺肌病有啥不同

子宫内膜异位症和子宫腺肌病的发病率越来越高，然而这两种疾病实际上可以说是"孪生姐妹"，不过它们也有些不同的地方。我们知道正常的子宫内膜应该长在子宫腔的内壁，如果把子宫比作一个房间，内膜就在房间内墙的墙壁上，每次来月经，它就会脱落形成经血，然后从"大门"冲出去排掉。如果因为一些情况，子宫内膜跑到别的"房间"，就会形成子宫内膜异位症。如果子宫内膜钻到"墙壁"里，也就是跑到了子宫平滑肌中，就会形成子宫腺肌病。也就是说，两者因生长部位不同而名字不同，本质都是"子宫内膜异位症"。

跑出去的子宫内膜也有活性，每次来月经也要脱落出血，但是它没办法像经血一样被正常地排掉，所以它会很委屈地待在局部，慢慢地就会形成一个团块。如果在盆腔，就会形成子宫内膜异位症的结节；如果在卵巢，就会形成巧克力囊肿。如果异位内膜跑到剖宫产刀疤上，会在刀疤上形成子宫内膜异位症；如果跑到会阴侧切的切口上，也会形成子宫内膜异位症，还会形成包块，在来月经的时候还会变大、有痛感，带来很多麻烦。

在子宫腺肌病中，异位的子宫内膜组织在子宫平滑肌中越填充越多，慢慢地，整个子宫会变大、变硬，就会引起痛经、月经量多，月经拖拉不干净，也会影响怀孕。

子宫腺肌病是一种弥漫性病变，没有明确的边界，但是在一些特殊情况下，它只是在局部填充得比较严重，就会形成一个瘤样结构，看起来像一个瘤，所以我们叫它子宫腺肌瘤。它跟子宫肌瘤不一样，子宫肌瘤完全是因子宫平滑肌增生形成的包块，一般边界清楚，属于子宫平滑肌本身的病变。而子宫腺肌瘤是子宫腺肌病相对局限部位形成的瘤样结构，是没有边界的。

当然，不论是子宫内膜异位症，还是子宫腺肌病，治疗起来都比较麻烦，我们要根据具体的症状，有没有生育需求，是否不孕，再结合肿块的大小、肿瘤指标等因素综合判断后进行治疗。

子宫腺肌病如何保守治疗

子宫腺肌病最典型的症状有几种：第一是痛经，而且是逐年加重的痛经，有时候非经期也会感觉肚子疼，甚至性生活时肚子也会痛；第二是月经量多，因为子宫腺肌病最终会让子宫变大，出血的面积会增加，而经期出血的时候子宫收缩力比较差，导致月经量很多，严重时甚至会出现贫血、大出血；第三是子宫变大之后可能会引起不孕，或者在肚子上能摸到包块，压迫膀胱引起尿频尿急等不适。女性如果出现了这些症状，就要考虑有没有子宫腺肌病方面的问题，可以到医院做个检查，一般是做妇科检查、B超，必要时做磁共振，多数能够诊断出来。

如果想根治子宫腺肌病，得切除子宫，很多女性接受不了。那么，如何进行保守治疗呢？在这方面有不少方案，但每种方案都不是很完美。一般我们会根据患者的症状、子宫的大小，还有生育需求，选择一个比较适合她个人的保守方案。比如，我一般会选择给患者打 3～4 个月的闭经针，使子宫变小，症状得到控制，之后再放上曼月乐环或是让患者服用地诺孕素。对于子宫不是那么大，症状也不太重的女性，用曼月乐环最省事。如果症状比较明显，子宫比较大或者合并有巧克力囊肿，吃地诺孕素可能效果更好。至于女性到底适合哪种方案，需要评估后才能确定。

我的门诊曾经来过一个53岁的子宫腺肌病的患者，病程已经有好几年了，幸运的是她不痛经，月经量也正常，而且最近一年多月经断断续续已经不大来了，查抗缪勒管激素只有0.03 ng/mL，基本上是绝经后的状态，肿瘤标志物也是正常的。像这种情况就没有必要开刀治疗了，虽然说绝经后有很小的概率可能会恶变，但毕竟是少数，所以只要定期随访就可以了。假如这位患者有痛经的问题或是月经量大，考虑到她的年龄和卵巢储备功能，我们还可以打4~6针闭经针，再做决定，这时候用子宫动脉介入栓塞也能解决问题。

我还劝退过一位42岁打算切除子宫的子宫腺肌病患者。这位患者，子宫比较大，痛经很厉害，月经量也偏多，前两年，医生给她打了闭经针，还放置了曼月乐环，但她每月还是会痛经，大概要痛2天，有时候还需要吃止痛片。她认为自己距离绝经遥遥无期，就决定切子宫。但在开刀前我们又给她做了一次全面评估，发现她的抗缪勒管激素只有0.07 ng/mL，这意味着她很快就会绝经，所以我建议她试试再打几针闭经针，看能不能熬到绝经，这样也有很大的可能性保住子宫，不需要开刀。她接受了我的建议，高高兴兴地出院了。像这样的例子还有很多，我们不能只根据某个指标一刀切，而是要根据患者的具体情况和具体需求，制定个性化的保守治疗方案。

巧克力囊肿的最佳治疗方式

巧克力囊肿最佳的治疗方式是什么？你可能想不到，那就是怀孕。巧克力囊肿是子宫内膜异位症在卵巢上的一个特殊类型，早期囊肿不是很大的时候，如果女性怀孕了，再怀上9个月时间，大剂量的孕激素会抑制异位内膜，再加上产后哺乳时间长一点，病灶很有可能萎缩变小，甚至消失，好几年都不会复发。因此，怀孕是完全"无公害"的一个治疗巧克力囊肿的方式。

但是，如果女性没有抓紧时间怀孕，等到病情进展，就有可能引发不孕。这是因为巧克力囊肿会破坏卵巢功能，形成的卵巢表面粘连也可能会影响排卵，输卵管粘连扭曲或者不通更是会造成精子卵子无法"碰面"，哪怕好不容易碰到了，受精卵也不易移回宫腔，可能形成宫外孕。与此同时，子宫内膜异位症还会在盆腹腔产生大量的炎性因子，这对早期胚胎是有毒性的。因此，女性如果有子宫内膜异位症或巧克力囊肿，有条件的话，还是要早点结婚生子。

查出巧克力囊肿，是先做手术还是先怀孕

　　巧克力囊肿是一种很常见的疾病，但是 40% ～ 50% 的患者最终会不孕，因为它会全方位地影响怀孕。

　　那么，要是在备孕时检查出了巧克力囊肿，是先做手术还是先备孕呢？

　　先来说说"先备孕"的情况。假如囊肿不是很大，只有 3 ～ 4 厘米或者更小，痛经不是很严重，以前也没有备孕，建议可以先积极备孕。如果备孕半年不成功，可以考虑做输卵管造影。在通常情况下，输卵管造影是备孕一年不成功时才去做的，但是巧克力囊肿患者因为输卵管容易粘连，所以最好半年做一次造影，看看输卵管的通畅情况。

　　再来说说"先做手术"的情况。如果囊肿比较大，有 5 ～ 6 厘米或以上，或者怀疑它有恶变趋势，或是痛经很严重，用药控制不住，或是已经备孕半年，却一直没能成功怀孕，就可以考虑先做腹腔镜手术，剥除囊肿，还可以清除盆腔可能存在的粘连，如果输卵管有粘连扭曲也可以一并处理，有助于改善受孕的环境，提高受孕的概率。在手术中，我们还要做两个评估：一个是子宫内膜异位症严重程度的评估；另一个是生育指数评估。这两个评估对指导后续的生育非常有意义。比如，患者该直接去备孕，还

是打 3 ~ 5 针闭经针再去备孕，还是只能直接做试管婴儿，手术后就能有比较明确的判断。

如果盆腔情况稍微差一点，但生育评分还可以，则可以考虑打 3 针闭经针，尽快怀孕；如果盆腔情况很差，生育评分也不好，只有 4 分或更低，一般建议直接去做试管婴儿，不要再浪费时间。

子宫内膜异位症如何用药

子宫内膜异位症、子宫腺肌病都可能会引起痛经、月经量多、不孕等。这类患者如果还没到要开刀的程度，医生可能会建议用药缓解症状，抑制病情的进展。另外，在做完手术之后，也可以用药减少它的复发。这里可选的药有很多种，但这也恰恰说明每种药物都没有那么完美，临床上一般会根据患者的病情、肿块的大小，还有生育需求，进行个体化用药。

如果按照药物的疗效从最强到最弱来排序，第一种当然是打针，每月打一针闭经针，效果是最好的，但是副作用也是最大的，还会出现类似更年期的症状，很多女性都接受不了，所以一般用药期限只有 3 个月到半年左右。如果症状确实很严重，可以适当添加雌、孕激素进行反向治疗。第二种是服用地诺孕素，就是服用专门用于治疗子宫内膜异位症的孕激素，可长期服用至绝经，但需检测肝、肾功能。它的疗效仅次于打针，也可能出现点滴出血。第三种是使用曼月乐环，有效期可达 5 年，但是它基本上是针对子宫腺肌病的，对于子宫以外的内膜异位症病灶的效果就稍微差一点。第四种是服用包括米非司酮、孕三烯酮这类药物，这两种药现在用得比较少，因为副作用比较明显，不适合长期服用，比较适合长期服用的是短效避孕药，因为副作用很小，但是疗效相对也是最弱的。

上述这些药物或节育环或多或少都会抑制排卵，有避孕的作用，所以很多时候我们会建议患者早点去怀孕或是做完手术尽快怀孕，因为怀孕本身对于子宫内膜异位症能起到抑制和治疗的作用。

还有一种药物叫地屈孕酮，它也是专门的孕激素，可以减轻疼痛，抑制病情进展，更关键的是，它不会抑制排卵，还有一定的保胎作用。因此，有备孕需求的女性可以用这种药物控制病情，同时不影响怀孕。

总的来说，子宫内膜异位症病情严重时，要下"猛"药，轻症要用稍微温和和便宜一点的药物，而且要尽量选择副作用小的药物，有备孕要求的话，则建议选择地屈孕酮。

第四章　经期该做和不该做的事

来月经时能不能进行"爱的鼓掌"

　　月经期到底能不能进行"爱的鼓掌"？很多医生是不推荐的，很多女性也不敢做这样的尝试，主要是因为有以下几点顾虑：

　　第一，自身有痛经的问题，身体状态不佳，不愿进行"爱的鼓掌"。事实上，如果在"爱的鼓掌"时状态到位的话，反而有助于经血排出，能够起到缓解痛经的作用。

　　第二，担心会感染。大家可以想象一下，经血是从宫腔往外流的，"下游"的病菌要想逆流而上，影响上游器官系统是很不容易的，所以只要全程戴着避孕套，就能够有效避免感染。

　　第三，担心撞击会导致经血逆流到盆腔，增加内膜异位症发生的概率。这种情况其实是比较少见的，也不必过于焦虑。

　　事实上，在月经期，由于雌、孕激素下降，雄性激素相应增高，"鼓掌"的欲望会变强，所以女性不必刻意压抑自己的生理需求，不妨根据自身实际情况进行选择，但是一定要注意做好两点：第一，要做好清洁工作；第二，对方要全程戴好避孕套。第二点既能够保证卫生，也能降低意外怀孕的可能。

当然，还要强调一点，可以做不代表就要去做。

来月经时同房会不会怀孕

大家可千万不要以为来了月经，同房时就不会怀孕。我就遇到过这样的病例，一个18岁的女孩在月经期第一天跟男朋友进行了"爱的鼓掌"，他们以为月经期肯定不会怀孕，便没有做避孕措施，结果女孩却怀孕了，最后不得不选择流产。为什么会出现这种"意外"？没有人规定一定是在下次月经来潮前的第14天左右排卵，理论上什么时候排卵都可能，比如月经前、月经后，甚至月经期都有可能排卵。而且，如果"鼓掌"的感觉特别好，还有可能发生额外排卵，导致意外怀孕。

这恰恰证明了没有所谓的"安全期"，所以不管什么时候，如果想要"鼓掌"，且没有怀孕的打算，就一定要采取避孕措施，哪怕在月经期也不能例外。

卫生巾如何正确储存和使用

在月经期，卫生巾是女性必不可少的物品。但是一些习以为常的坏习惯，却有可能让卫生巾成为"卫生隐患"，让女性不知不觉患上妇科病。

就拿卫生巾的储存来说，很多女性会把卫生巾直接放在卫生间里，但是大多数家庭都没有做好卫生间的干湿分离，导致环境比较潮湿，容易滋生霉菌污染卫生巾。另外，很多人已经习惯在不盖马桶盖的情况下冲马桶，这时马桶里的脏水就可能飞溅出来，这也可能会让卫生巾被细菌污染，让女性在不知不觉的情况下感染疾病。由此可见，卫生间并不适合储存卫生巾，我们平时应当把卫生巾放置在干燥通风的地方，而且最好即买即用，不要过度囤货。如果月经期结束有没用完的卫生巾，可以放在干燥、清洁的布袋里保存起来。

在使用卫生巾时，我们也要特别注意卫生。每次更换卫生巾前一定要洗手，避免病菌通过双手污染卫生巾。另外，为了避免卫生巾成为细菌滋生的"培养皿"，我们还要注意经常更换，每片卫生巾的使用时间最好不要超过 4 小时，这样才能有效降低患上生殖系统疾病和泌尿系统感染的风险。

轻巧的护垫，能不能长期使用

与卫生巾相比，护垫更轻巧方便，很受女性的欢迎，一般在月经量少的时候，或是在日常分泌物多的时候，都可以使用护垫，以满足清洁、卫生的需求。不过有些女性不管自己有没有出血、有没有白带，都会一直使用护垫，更换频率也很低，有时一个护垫能用 12 小时以上，这样做其实有很大的隐患。

从护垫的结构来看，它的底部有一层塑料层，透气性并不好，如果长期使用可能造成阴部潮湿、出汗，这种潮湿的环境有利于病菌滋生，容易引发白带异常、阴道炎、宫颈炎等疾病，特别是在天气潮湿闷热的时候，发生感染的概率会更高。

不仅如此，长时间使用护垫，由于频繁地摩擦，可能会造成局部皮肤、毛囊的损伤，容易引发外阴毛囊炎等疾病。若是使用添加了化学香精的护垫，就更会刺激皮肤。因此，在无出血或分泌物少的时候，与其长期使用护垫，还不如勤换内裤，保持外阴局部的清洁、干燥和透气。如果确实有使用护垫的需要，也要注意选购纯棉材质、无香型的护垫，更换的时间也要勤一些，不超过 8 小时就要更换一次。

天气炎热，如何使用棉条

在炎热潮湿的夏天，如果用卫生巾感觉闷热难受的话，女性也可以选择使用卫生棉条。将棉条塞入阴道之后，它会吸血膨胀，然后轻柔地贴合阴道壁，放置位置正确就不会有异物感。而且，它能够快速吸收月经，不容易泄漏，也不会产生异味，能够避免很多经期的尴尬。

使用棉条后，女性会觉得非常清爽、干净、轻松，就连外出旅行、运动健身，甚至下水游泳都不在话下。不过要达到这样的效果，我们就要选择与自己的经量相匹配的棉条型号，在使用时则要注意先把双手洗干净，再放松身体，摆出一个最容易置入棉条的姿势，然后将棉条慢慢地推入阴道。在这个过程中，千万不能用力硬塞，如果有异样的感觉，可能是放的位置不对，如位置过深、过浅或角度不合适，这时可以调整一下（注意棉线要留在外面），或是取出棉条，换一个新的再试一次，直到感觉不到棉条的存在，就可以享受它带来的方便了。当然，棉条也要及时更换，一般 4 ~ 8 小时要更换一次，换的时候用棉线将棉条轻轻拉出来就可以了。

月经期间，能不能洗头、洗澡

有的女性认为经期洗头、洗澡会对身体造成伤害，所以宁肯熬到月经结束再洗。其实这是没有必要的，月经期也可以洗头、洗澡，只不过要注意做好以下几点：

第一，水温要合适，不要用冷水洗头、洗澡，但也要注意不能用过烫的水，以免刺激皮肤，加速油脂分泌。

第二，洗完头发后，尽量用吹风机将头发吹干，防止着凉。

第三，洗澡可以选择淋浴，不要选择盆浴，以减少阴道感染的风险。

第四，洗澡的时候，不要用沐浴露或洗液反复清洗阴部，以免破坏阴道微环境，引起阴道感染。

第五，洗澡时间不要过长，最好在 15 ~ 20 分钟，以免温水刺激导致体内血管扩张，增加出血量。而且经期体力较差，浴室如果蒸汽弥漫，洗澡时间太长可能会导致浑身无力，还可能会导致头晕、胸闷等症状。

来月经还能下水游泳吗

有些女性平时不游泳，若是月经期贸然下水，可能会引起不适，所以要尽量避免。但如果有些女性平时就有游泳的习惯，则不必为来月经停止这项锻炼。事实上，游泳能够促进血液循环，有助于经血排出，可以在一定程度上缓解痛经。因此，女性不必把游泳当成经期的"禁忌"。

也有不少女性担心游泳会造成感染。其实，在出血量大的时候，经血流出就像打开了"水龙头"一样，病菌要想逆行到宫腔是不太可能的。如果出血量少，我们只要做好防护措施，就不会造成不便，也不会有阴道感染的风险。

建议女性在游泳时使用卫生棉条，就算是没有"爱的鼓掌"经历的女性，也是可以使用的。在下水前将棉条塞入，游泳结束后赶紧取出。我们还可以把棉条自带的棉线稍微剪短一点，保证能够拉出就可以了，这样也能够避免棉线露出泳裤的尴尬。

也有女性担心卫生棉条吸水膨胀后，不容易取出来，这时可以考虑用月经杯，这是一种硅胶制品，不但使用方便，而且使用时间也更长。

因此，女性只要选择适合自己的防护措施，就可以在经期自由自在地去游泳了。

来月经时什么东西不能吃

进入月经期，很多女性在饮食上都会特别注意，很多东西都不敢吃。其实从现代医学的角度讲，经期是没有什么饮食禁忌的。月经期本来就容易出现各种不适，像肚子疼、头疼、恶心、拉肚子等，这些症状和体内激素波动有关系，我们不能把它们全推到"饮食不当"上。当然，能吃不代表必须吃，如果女性吃过某种食物后让经期不适加重，那就要尽量少吃或暂时不吃。

下面和大家分享几条经期饮食的原则：

第一，注意饮食卫生，避免引起腹泻、中毒。

第二，冰的饮食是否应当避免，并没有"放之四海而皆准"的统一标准，女性可以根据自身的实际情况来选择，如果会加重痛经，那就避免食用。

第三，为了减轻经期不适，建议遵循既往的饮食习惯，不要突然改变习惯。

第四，咖啡、茶也是可以喝的，但是晚上要尽量避免，因为可能会引起失眠，也会让女性感觉更加不舒服。

除了上述几点，由于经血流出，身体会损失一些血红蛋白，所以经期可以适当吃点牛肉、猪肉，以及其他优质蛋白质，并可以吃一些动物肝脏、动物血等，以补充流失的铁。

月经期怎么吃都不会胖吗

网络上有一种说法：月经期随便吃什么都不容易胖。有的女性听信了这种说法，平时不敢吃的甜食、零食等，在月经期大快朵颐。可事实真的是这样吗？

在来月经前，因为激素的变化，水分容易滞留在体内，所以体重会稍微增加一点。月经过后，这些水分会被排掉，加上还有经血的排出，所以体重会稍微减轻一点，但是这种体重变化并不是脂肪的变化，而是激素引起的水分的变化。实际上，月经期每天只比平常多消耗五六十千卡的热量，吃一小块巧克力就补回来了，再继续吃下去，多余的热量就会变成脂肪储存下来。因此，女性如果想要减肥的话，在月经期就要管住自己的好胃口，不能什么东西都吃。饮食上可以选用一些脂肪含量低、富含膳食纤维的食物，以促进消化，避免脂肪堆积。

当高考碰到"大姨妈"

很多人会觉得疑惑，为什么一碰到高考这种重要的事情，"大姨妈"就要来凑热闹。其实，如果来月经时没有太多的不适症状，我们也不必太过焦虑，坦然面对即可。但是，有些女孩有痛经的问题，或是月经量很大，或是有头痛、恶心、呕吐、腹泻等症状，为了不影响高考的发挥，可以找医生提前进行一些调整。

对于痛经问题，最好用止痛片去缓解。但是使用止痛片的时间也有讲究，不能等感觉痛了再吃药，这样效果会打折扣。因此，最好提前一点时间，比如在月经前一天的晚上服用止痛片。如果担心胃肠道会有反应，可以用一种塞肛门的止痛片，这就需要到医院去开药。

月经量很大的女生可以用一些止血的药物，也可以用短效避孕药。但是短效避孕药用于止血的话，通常要吃比较大的剂量，容易引起不良反应，所以推荐另外一种止血药——氨甲环酸，每天吃 2 ~ 3 片，能够减少近一半的出血量，不过它也需要到医院去开。还可以准备好拉拉裤、安睡裤，这样就算出血较多也不用担心侧漏，心情会更加放松，有助于考出好成绩。

还有一种办法是暂时调整经期时间，这需要提前 2 ~ 4 周找医生调理。医生会测一下子宫内膜的厚薄，再根据女孩的月经周期和高考时间决定是否用药，是让月经提前还是推迟以避开高考。比如，可以口服或注射黄体酮，也可以服用短效避孕药，直到高考结束再停药。

穿上防护服，却来了月经

当下有很多医务工作者奋战在抗击新型冠状病毒肺炎的第一线，为了减少穿脱防护服的麻烦、避免防护服的浪费，他们通常都会熬到下班或换岗时再把它脱掉。为了减少小便带来的上厕所的麻烦，很多人都穿上了成人纸尿裤，还尽量不喝水。可是其中有很多女性医务工作者，如果她们在工作期间来了月经，又不能及时更换卫生巾，该怎么办呢？

这里有一个好办法，就是使用月经杯。月经杯的使用时间比卫生巾长得多，坚持 6 ~ 8 小时再去换都没问题。如果出血量大的话，可以吃一点药止血、调经，如氨甲环酸、短效避孕药、安宫黄体酮等。

如果现在还没有来月经，我们可以更从容地做准备。如果月经刚刚来过，排卵期之前的这段时间子宫内膜比较薄，我们只要服用维持剂量的安宫黄体酮或短效避孕药就可以了。如果是排卵期之后，预计下次月经很快就来了，这时候子宫内膜通常比较厚，可以服用安宫黄体酮和短效避孕药，每天 2 次，按同样剂量吃一周左右再改成维持剂量，直到离开一线岗位再停用。

说到这里，很多女性可能会担心自己一直吃药暂停月经会不会对身体造成伤害，其实不用担心，英国科学家已经通过研究证实，一直吃短效避孕药或安宫黄体酮暂停月经，对子宫内膜的保护力反而比定期来月经要好，患上子宫内膜增生、子宫内膜癌的风险也变小了，更何况防疫期间最多也就吃一两个月的药，所以我们不必因为这个问题而焦虑。

月经期泡在洪水中，如何避免感染

夏季有些地区会发生严重的洪涝灾害，如果这时候身处灾区的女性正好来月经了，又泡在洪水中好几小时，该如何避免感染呢？

这里有几条建议可供参考：第一，当然是及时脱困，保证自己的生命安全；第二，在脱困后，要尽快洗个热水澡，注意要淋浴，不要盆浴，也不要去冲洗阴道内部，因为脏水其实很难进入内部，人体也有自净功能，而且经血也能将脏水"冲掉"，所以不用过于担心；第三，坚持每天清洗外阴，保持局部干燥；第四，注意保暖，可以适当喝点热饮，如热汤、热牛奶等；第五，如果痛经加重，可以服用止痛片。

经过上述这些处理，基本上不会有感染的危险，经期的不适也能得到一定的缓解。

当然，由于条件限制，有的女性可能无法做好上述措施，那么接下来的几天就要注意观察。如果发现阴道分泌物增多、变黄、有恶臭，同时伴有小腹疼痛，就应去医院就诊。如果暂时不便去医院，在没有药物过敏史的情况下，可以适当用一些广谱抗生素，联合甲硝唑、奥硝唑等硝基咪唑类抗菌药物一起服用几天，注意吃药期间不要喝酒。如果效果不好，再去医院处理。

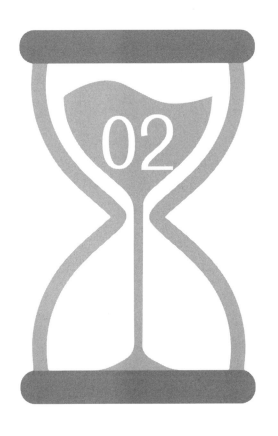

第二部分
性爱：不可忽视的健康细节

第五章 关于"爱的鼓掌"的那些事儿

过早发生性行为，有哪些危害

现在女孩过早发生性行为的案例并不少见，甚至有 14 岁女孩生一胎、16 岁女孩生二胎的新闻。我相信在很多偏远地区，这样的事情并不算个例。权威部门的调查也显示，我国青少年发生第一次性行为的平均年龄是 15.9 岁，40% 的人在 19 岁之前就发生过性行为了。

不可否认的是，过早发生性行为对女性的心理和身体都会造成很大的危害。比如，从宫颈癌防治的角度来说，过早发生性行为就是诱发宫颈癌的一个危险因素，因为这时候女性的生殖器官，尤其是宫颈，还没有发育成熟，抵抗力比较弱，容易因为性行为造成组织损伤，也容易感染上人乳头瘤病毒（HPV），高危型 HPV 持续感染正是宫颈癌的致病因素。

全国医学生统编教材《妇产科学（第9版）》里说，17～21岁发生性行为的女性，宫颈癌的发生率是21岁之后才开始发生性行为的女性的1.5倍，如果在17岁之前就发生了性行为，宫颈癌发生的概率更会上升到2倍。

另外，由于女孩缺乏性知识，发生性行为时没有做好避孕措施，极有可能怀孕，之后不得不做人工流产，又会引起一系列并发症，这些在给女孩带来身体伤害之外，还会造成严重的心理创伤，甚至会影响她们今后正常的生活。

想要避免过早性行为给女孩带来的种种风险，首先要做好家庭教育，和女孩沟通，对她做科学、正确的青春期性教育，使她能够认识到过早发生性行为对她是有害的，她才会有所警惕。同时还要在女孩发生第一次性行为之前，让她接种HPV疫苗，这才是合理的办法。就算女孩真的有了性行为，也要让她注意，在发生性行为时，一定要让对方全程戴好避孕套，不能做无保护的性行为，也不要有多个性伙伴。

长期不进行"爱的鼓掌"对身体不好吗

很多女性担心长期不进行"爱的鼓掌"会对身体产生不好的影响，下面我们就针对女性最关心的四个问题逐一解答。

第一，长期不进行"爱的鼓掌"会不会影响内分泌？医学上影响内分泌的因素主要包括肥胖、不运动、熬夜、不良的生活饮食习惯以及心情不好、压力大等，并没有不进行"爱的鼓掌"这一项。如果非要说二者之间有什么联系，也只能是缺乏"爱的鼓掌"后，心情不会太好，晚上孤枕难眠，从而可能对内分泌有一定的间接影响。

　　第二，长期不进行"爱的鼓掌"会不会导致卵巢早衰？截至目前，卵巢早衰在医学中的病因没有一条是和"爱的鼓掌"有关的，所以我们不用担心这方面的问题。

　　第三，长期不进行"爱的鼓掌"会不会引发痛经？痛经分为原发性和继发性两大类，两者产生的原因都与"爱的鼓掌"没有直接关系。经常进行"爱的鼓掌"而没有科学避孕导致意外怀孕后，去做人工流产刮宫会增加患子宫腺肌病、子宫内膜异位症、盆腔炎等疾病的风险，这反而可能引起继发性痛经。

　　第四，长期不进行"爱的鼓掌"会不会影响皮肤？这个问题我们可以反过来思考，假如经常进行"爱的鼓掌"会让皮肤变得更好，我们还需要护肤和美容吗？

　　由此可见，有没有"爱的鼓掌"取决于自己需不需要，完全不必刻意安排"爱的鼓掌"的频率。

　　那么，夫妻多久进行一次"爱的鼓掌"比较好呢？网络上有一条流传很广的公式，可以算出某个年龄段比较理想的"爱的鼓掌"频率，但它其实并不合理，因为人与人的差异性太大，不可能套用统一的公式。事实上，就算每天晚上"爱的鼓掌"好几次，只要不影响第二天的工作、生活，也是可以的。

简单地说，"爱的鼓掌"次数没有一定要遵守的统一标准，与其追求数量，还不如看重质量。

"爱的鼓掌"真的可以减肥吗

很多女性认为，"爱的鼓掌"能帮助自己减重瘦身，可实际上它并没有这么好的效果。在一项针对 18 ~ 35 岁异性恋情侣的研究中，共有 21 对男女参加了调查，结果发现"爱的鼓掌"的确能够消耗一些热量——男性平均消耗大概 101 千卡热量，女性平均消耗约 69 千卡热量。从这个数据，我们可以看出男性的热量消耗要多一点，毕竟他们的运动量稍微大一点。

但是研究者又让这些受试者去跑步机上跑了半小时，结果发现跑步后消耗的热量更多，大概是"爱的鼓掌"的 2 倍。由此可见，真正能够消耗热量达到减重目的的方式是运动，而不是"爱的鼓掌"，尤其女性在"爱的鼓掌"中消耗的热量更少，所以不必指望靠这种方式来减重瘦身了。

"爱的鼓掌"后，该如何清洗

在"爱的鼓掌"后，女性往往浑身都是汗水，私处更是汗液、体液混在一起，这时做好及时的清洁工作是很重要的，它能够避免细菌滋生，防止发生泌尿生殖系统感染。

不过，女性也不必刚结束就立刻去清洗，因为刚刚做完体力活动，精力消耗比较大，身体的免疫力也比平时差一点，马上去冲洗，反而会对身体不好。所以建议女性在体力恢复一点后再起身去排小便，并好好清洗一番。

在清洗的时候，最好用温水，不要使用沐浴露、肥皂或其他洗剂，以免刺激皮肤。另外，在冲洗时注意不要把水冲到阴道内部，也不要用力揉搓，将私处皱褶里藏着的分泌物、污垢等洗干净就可以了。

"爱的鼓掌"时小腹疼，是什么原因

同房后阴道不疼，小腹却感觉疼痛，该怎么处理呢？主要分为以下三种情况来对应处理。

第一，如果平时不疼，偶尔疼一次，且疼得不是很厉害，休息后能够缓解，此种情况不用过于担心。

第二，小腹疼得比较厉害，休息后也不能缓解，同时伴随恶心、呕吐，甚至还有头晕、乏力的症状，就应当马上去医院，因为极有可能是卵巢囊肿被撞破了，或是被撞扭转，或是有黄体破裂出血等比较凶险的情况。就拿黄体破裂出血来说，女性每月排卵后形成的黄体，在腹压剧烈变化的情况下可能会破裂出血，引起剧烈腹痛，内出血严重的话还会引起休克，需要到医院急诊并接受手术治疗。所以"爱的鼓掌"时还是应当温柔一些，避免小腹受到剧烈的撞击，导致黄体破裂出血。

第三，平时同房大多数时候会有点疼，但不剧烈，休息到第二天就能得到缓解，此种情况可能是由子宫内膜异位症或比较严重的盆腔炎引起的。

子宫内膜异位症是子宫内膜组织"跑"出了宫腔，其最常见的"落脚点"是子宫后壁下段和直肠之间的直肠子宫陷凹，还有周围的韧带、卵巢等。跑出来的子宫内膜组织也会增生出血，由于没有地方流出去，就会在局部形成病灶结节，然后牵连周围的组织形成瘢痕机化组织，在"爱的鼓掌"时稍微碰一碰就会引发疼痛。

对于这种问题，医生会结合女性的症状再加上妇科检查，摸到子宫后壁下段，子宫骶韧带的地方有触痛的结节，基本可以确诊。女性可以尝试服用短效避孕药或地诺孕素，如果已经形成了明显的肿块，通过 B 超也得到了确诊，那可能需要做手术，把这个包块切掉。

同房后阴道出血竟然是剖宫产的后遗症

同房后阴道出血，是妇科比较常见的一种情况，最常见的病因有两大类：第一，宫颈病变，比如宫颈息肉、宫颈炎、宫颈癌前病变，甚至宫颈癌；第二，子宫内部的问题，比如子宫内膜息肉、黏膜下肌瘤或剖宫产子宫切口憩室。

为什么剖宫产子宫切口憩室会引起同房后出血呢？最可能的原因是子宫内膜长在了憩室里，但是又不像宫腔内膜粘得那么牢；或者经血流经憩室，被这个小"洞"兜住，所以在性生活的撞击下阴道可能会出血。而且这种出血多数是在月经前几天同房时发生。如果是宫颈病变，或子宫黏膜下肌瘤的病变，出血就是不分时间的，只要有性生活，就可能出血。

子宫切口憩室引起的出血，还有其他几种表现，比如月经淋漓不尽，拖了十几天才干净，这可能是长在此"洞"的内膜脱落与子宫其他地方的内膜脱落不同步，或者被"兜"到了这个洞里的经血排出时不太顺畅，只能一点点地排出来，使得月经持续的时间比较长。

在治疗上，主要有两种方法：第一，吃短效避孕药或孕激素，或者放曼月乐环，这些方法有一定的治疗效果；第二，手术修补憩室，可以采用经腹手术、腹腔镜手术、宫腔镜手术和经阴道手术，一般成功率在 70% ~ 80%。

　　需要指出的是，有剖宫产子宫切口憩室的女性，虽然可以再怀孕，但是有一定的风险。因为胚胎要是种在瘢痕上面，即出现"切口妊娠"，会非常危险——随着胚胎成长变大，很容易引起子宫破裂，所以要及时终止妊娠。如果避开切口妊娠，随着孕周进展，有一定概率发生子宫瘢痕破裂风险。

绝经后还能过夫妻生活吗

　　绝经以后，由于雌激素缺乏，阴道的分泌物会明显减少，同时阴道黏膜变薄，血管相对裸露，导致一"爱的鼓掌"就会干痛，甚至还会出血。从医学角度来说，如果女性有潮热出汗这种全身性的绝经综合征的表现，在排除用药禁忌证之后，可以考虑服用雌、孕激素来补充治疗。如果全身症状不明显，只是私处不舒服，或者对吃药有顾虑，使用雌激素软膏或者胶丸阴道用药，也可以解决问题。另外，在"爱的鼓掌"的时候，可以配合浪漫的布置、轻柔的音乐等环境因素，再用一点润滑剂，有助于改善这方面的体验。因此，绝经并不是性生活的终点，女性仍然可以进行"爱的鼓掌"。

第六章　关于孕育你该知道的

"安全期"其实不安全

很多女性会用安全期来避孕，但这有个前提，那就是月经周期是规律的，这样才可以去推算所谓的排卵期。如果月经周期不规律，排卵期就没有办法确定。而且，不是所有的排卵都会发生在下次月经来前的 14 天左右，有的排卵是在月经刚刚结束时，有的则是在快来月经时，根本无法准确推算。不仅如此，女性在"爱的鼓掌"中感觉特别兴奋的时候，也会有额外的排卵，而且精子在女性体内的存活时间也比大家想象的长一点，所以安全期避孕法失败率很高，可以高达 20% ~ 30%。

既然安全期这么不安全，那我们该如何科学避孕呢？这里首先推荐用短效避孕药或避孕套。短效避孕药一般从月经来的第一天开始服用，每天 1 片，7 天后就有避孕效果，且避孕效果可以高达 99%，当然前提是不能漏服。如果女性不想吃药的话，也可以考虑让男性全程戴上避孕套。

另外，有的女性体内放了宫内节育器，避孕效果也不错。有一种宫内节育器，我们更多的是用它来治疗妇科病，就是曼月乐环。它每天能少量释放左炔诺孕酮，这是一种孕激素，主要作用于子宫内膜和子宫肌层，极少渗透到血液里去，对子宫腺肌病引起的痛经和月经过多的治疗效果都特别好。它也可以用于子宫内膜息肉术后防止复发，还可用于子宫肌瘤、子宫内膜增生等，能够防止内膜病变、减少月经量。它最大的优点是在 5 年的有效期内进行"傻瓜式"治疗，女性不用惦记着每天吃药，只要每年做一次全身体检评估就可以了。不过在刚放环的半年里，有些女性会出现月经拖拉不净的情况，还有一部分女性会出现不来月经的情况，对此也不用过于担心，因为它只是抑制内膜增长，对于身体其他系统（包括卵巢）是没有影响的。但是别忘记了，它也有避孕的作用。

此外还有皮埋避孕法，是将一定剂量的孕激素放在硅胶囊管中，再埋藏于皮下，让孕激素缓慢地释放，起到避孕的作用。

当然，已经完成生育要求，没有再生育打算，或是女性身体条件不适合再怀孕的，也可以考虑结扎，男女双方都可以进行，男性结扎更简单、更方便，对身体的损伤也更小。不过，结扎是一种不可逆的避孕方式，在通常情况下不建议采用。

一定让他全程戴上避孕套

很多人在进行"爱的鼓掌"的时候，女方不喜欢吃避孕药，男方不喜欢戴避孕套，他们信奉的是所谓的"天然无公害"的避孕方法，比如体外排精。体外排精完全依靠男性自己的感觉，可男性有感觉时可能已经有少量精液排出来了，所以这种避孕方法是靠不住的。

那么，同时使用两个避孕套，会不会更保险？其实，避孕套的安全性在于质量，而不在于数量，如果同时戴两个避孕套，使用中避孕套会因为摩擦容易出现破损，反而影响避孕的效果。

此外还有避孕套脱落的情况。我就遇到过这样的案例，一对情侣在进行"爱的鼓掌"时把避孕套落在阴道里了，他们尝试去取，结果弄了半天，却越弄越深，最后只能去医院看急诊。

对于这种问题，医生的处理方法很简单——用阴道窥器撑开后，找到避孕套，就能取出来。因为宫颈管在通常情况下是密闭的，所以避孕套不会进到子宫里。但这种情况算是避孕失败，需要事后进行补救，可以考虑服用紧急避孕药。

还有女性会问避孕套过敏怎么办。有的女性暂时不打算怀孕，每次"爱的鼓掌"都用避孕套，但又觉得阴道痛痒难忍，有时还有火辣、肿痛的感觉，很不舒服，而不用避孕套时，"爱的鼓掌"

时就没有这些感觉，这就可能是避孕套过敏造成的。避孕套的主要成分是硅胶，它确实会引起部分女性出现过敏反应，除了瘙痒、刺痛、灼烧感，还可能引起阴道黏膜充血、水肿，白带增多，严重时可能会出现过敏性休克。如果在夫妻生活中发现了这种情况，则应当及时停下来，用清水冲洗一下，但要注意不要用手去挠它，然后可以观察一下。如果症状继续加重，就要到医院就诊。当然，我们还要排除其他几种情况，比如感染了滴虫、霉菌等，这要看白带等分泌物的情况来进行判断。再如，有些人在"爱的鼓掌"时太着急，动作粗鲁，也会引起女性的不适；还有一些女性喜欢使用"玩具"，由于使用不当也会造成阴道损伤、肿痛。

如果怀疑自己对避孕套过敏，可以去医院做一些过敏原筛查。如果确定是避孕套过敏，又有避孕需要的话，可以使用不含硅胶成分的避孕套，也可以口服短效避孕药，或是采用宫内节育器等安全有效的避孕方法。

短效避孕药有副作用吗

很多女性觉得短效避孕药服用多了会影响正常的生育。这种担心其实是没有必要的，因为短效避孕药在体内代谢的速度非常快，平均 1.7 天就能够代谢完，不会发生药物蓄积，所以女性需要每天吃药。

在吃药期间，短效避孕药可以抑制排卵，所以能起到避孕的作用，但停药后这种抑制作用就会完全消失。很多研究也已经证实，在没有其他不孕因素的情况下，停药后再去备孕，20% 的女性在 1 个月内可以怀孕，40% 的女性可以在 3 个月内怀孕，80%的女性可以在 1 年内怀孕，这跟正常女性在自然状态下每月、每年怀孕的概率是一样的。不仅如此，研究还证实，停药后怀孕产下的婴儿和其他婴儿一样，出生缺陷、畸形概率也没有更高，所以大家不必过于担心。

当然，任何药物都是有副作用的，短效避孕药也不例外，只是它的副作用很小，好处却很多。但即使是这样，我们也应当注意监测可能出现的副作用。像"类怀孕反应"就是短效避孕药迷惑身体的一个"障眼法"，它会告诉身体"你怀孕了"，实际上并没有，只是激素会对身体有一些影响，引起恶心、呕吐、胸胀等症状，还有可能引起不规则出血。不过这些都是外来的激素适应体内的内分泌系统的过程，这些反应一般在数日或 2 ~ 3 个月后会慢慢消失。

有些副作用可能会持续比较长的时间，比如情绪低落，"爱的鼓掌"的欲望下降。如果这些副作用很明显，就应当停药，不明显的话还是可以继续服用的。

很多女性担心吃避孕药会让自己变胖，老一代的短效避孕药可能有这个副作用，但是新一代的一般没有，反而有排水、排钠的作用，会减轻体重。我们医生更关注的副作用是避孕药可能会引起血栓的风险增加，比如，会引起下肢静脉血栓、肺栓塞，但这种副作用发生的概率极低，所以基本上不用担心。年龄偏大的女性，如45岁以上的女性，或平时抽烟多的女性，本身就有血栓的风险，因此就不建议用短效避孕药了。

至于吃避孕药会不会患癌症，对此我们也不必焦虑。研究证实，用药5年内，女性得乳腺癌的概率跟其他人差不多，超过这个年限可能有少量增加，但风险一年大概也就增加1.3/10 000。至于内膜癌、卵巢癌，吃避孕药的时间越久，风险反而会越低，其发生概率能减少40% ~ 50%；宫颈癌和短效避孕药没有直接的因果关系，不过用了短效避孕药的人，在进行"爱的鼓掌"时不喜欢戴避孕套，从而可能会增加HPV感染的风险，患宫颈癌的概率就会提高一些。

另外，短效避孕药还要通过肝脏代谢，所以理论上存在肝功能受损的副作用，不过这种副作用也是很小的。一般建议服药期间，每年做一次全身体检。

紧急避孕药到底如何吃

女性在没有防护措施的情况下，进行了"爱的鼓掌"，想要降低怀孕的概率，可以服用紧急避孕药，但是这种药物该怎么吃，很多女性却不太清楚。

我就遇到过这样的案例，一名女性在前一天和三名男性进行了"爱的鼓掌"，我只给她开了一片紧急避孕药，她觉得不够。其实，目前市场上的紧急避孕药有几种。一种是左炔诺孕酮，通常需要 1.5 毫克，也就是毓婷要吃 2 片，金毓婷吃 1 片，在无保护性生活或避孕失败后的 72 小时内服用，都是有效的，当然越早服用越好；一种是米非司酮，10 毫克一片，在无保护性生活或避孕失败后的 120 小时内服用有效。也就是说，女性只要在有效的时间范围内服药，不管发生多少次"爱的鼓掌"，也不管对象是谁，都能起到保护作用。根据世界卫生组织以及美国妇产科医师学会的声明，没有证据证明重复使用紧急避孕药会带来额外的伤害，所以即使在同一月经周期里也可以多次服用。不过短期内重复使用紧急避孕药，更容易导致避孕失败，干扰内分泌系统，引起月经紊乱。

不过，紧急避孕药不能作为常规的避孕方式，因为它的失败率非常高，各家说法不一，大概在 5% ~ 30%，但它毕竟好过什么措施都不做，而且它适用于很多比较紧急的场景，比如，在"爱的鼓掌"时冲动、着急而忘记采取避孕措施，或是在"爱的鼓掌"过程中避孕套破裂，或是短效避孕药漏服了一两天，或是意外被性侵，这些时候服用紧急避孕药就是非常必要的。

此外，在事后 5 天内放一个宫内节育器，也可以起到紧急避孕的作用。

需要提醒的是，服用紧急避孕药后再进行"爱的鼓掌"是达不到避孕效果的，所以女性还是应当做好常规避孕措施。

怀孕了还可以有性生活吗

孕期能不能进行"爱的鼓掌"呢？只要孕妈妈的身体一切正常，在孕期没有严格限定说不可以同房。健康的性生活不但能够让夫妻感情更加亲密，还能改善孕妈妈的情绪，对胎儿发育也有一定的好处。但是一定要注意"爱的鼓掌"的力度、时间和方式，动作不能过于激烈，也要避免用力压迫腹部，以免挤撞胎儿。另外，由于孕期阴道分泌物增多，免疫力下降，"爱的鼓掌"前后夫妻双方都应做好外阴清洁工作，避免造成感染，影响胎儿发育。从这点来说，丈夫全程戴避孕套，有助于孕妈妈做好清洁工作，减少干扰风险。

此外，孕早期（怀孕的前3个月）和孕晚期（怀孕的后3个月）都应慎重进行"爱的鼓掌"。孕早期胎盘还没发育成熟，与子宫壁的连接也不紧密，是最容易发生流产的时期，再加上很多孕妈妈有早孕反应，身体很不舒服，对"爱的鼓掌"的欲望也比较低，所以不要强求同房。

到了孕晚期，孕妈妈腹部膨隆，手脚水肿，行动不便，此时同房有可能引起宫缩，导致早产，所以也要注意。如果同房后出现阴道出血或者下腹不适，且休息不能缓解，应及时看医生。

此外，如果孕妈妈有自然流产史，或是孕期出现了前置胎盘、阴道出血等问题，一定要先咨询医生，确保安全。

产后什么时候开始性生活

女性产后身体需要复原，子宫还有下生殖道一般需要 6 周左右才能慢慢恢复。至于产后什么时候可以开始性生活，则没有具体的时间规定，一般产褥期过后，恶露排净，就可以尝试开始恢复。不过由于产后激素骤然下降，再加上怀孕时盆底肌群韧带被撑开过，容易导致阴道干、同房痛，再加上产后带小孩昼夜颠倒，劳累疲乏，很多女性提不起这方面的兴致，所以最好不要过早开始"爱的鼓掌"。

等到女性身心恢复正常后，可以恢复同房，但仍要遵守几条原则：第一，"爱的鼓掌"毕竟是一件让两人开心愉悦的事情，所以要协商一致，千万不要"霸王硬上弓"，在"爱的鼓掌"过程中若感觉不舒服也不要互相抱怨；第二，"爱的鼓掌"时不要把宝宝放在身边，以免出现尴尬的事情；第三，必须全程戴好避孕套，做好避孕措施；第四，产后润滑阴道的腺体功能可能还没有恢复，所以感觉干涩时，可以适当用点润滑油；第五，事后休息几分钟，及时起来排尿清洗外阴。

第三部分
孕育：甜蜜又忐忑的幸福事

第七章　孕前应该弄懂的问题

什么年龄生孩子最好

提到生育年龄，我们首先必须明确的一点是，不能过早生育，否则会对女性的身体造成很多损害。在一些农村地区，有的女孩十几岁就开始怀孕生产，这其实是比较危险的。我曾经遇到一名女性，她刚满 18 岁就已经通过剖宫产生下了第一个孩子，后来准备要二胎，却因为输卵管粘连不通，需要做手术治疗，这时她也才 21 岁。

从医学的角度来说，女性的骨盆在十几岁时还没有发育成熟，而且卵子的质量也不是越年轻越好，太早生育，孩子出现先天性问题的概率反而会增大。因此，女性生育年龄最好不要早于 20 岁。

那么，生育年龄的上限又在哪里呢？相信大家看过 67 岁高龄产妇生下女儿的例子，这可以说是一大奇迹，也让很多女性产生了不切实际的幻想，觉得自己的年龄距离生育年龄上限还很遥远。但是单从医学的角度来讲，我们还是建议女性在35岁以前就怀孕、生育，因为这时候身体发育情况是最好的，卵子质量也最好，所以要尽量抓紧这段"黄金时间"。

很多夫妻为了事业辛苦打拼，想要提前给孩子创造最好的成长和学习条件，结果直到40多岁还没有完成生育这件大事。随着年龄增长，女性的卵子质量会不断下降，受精卵也容易出现染色体问题，比如会出现"先天愚型"，也叫唐氏综合征，会出现先天性的智力落后、生长发育迟缓，还会有特殊的面容，这种疾病发生的概率是年轻时生育的10倍左右。这还是成功怀孕的情况，还有很多人会出现不孕不育，不得不去生殖中心做试管婴儿。

因此，我们建议大家在20多岁到35岁生育，尽量不要超过35岁。

胖一点、屁股大就"好生养"吗

很多人觉得胖一点、屁股大一点就会"好生养"，特别是缺乏医学知识的老年人更会这么认为，可事实不见得如此。因为肥胖的人有脂肪堆积的问题，但是脂肪堆积得越多，对内分泌与代谢的影响就越大，脂肪代谢、糖代谢都会受到影响。而且脂肪里也能产生一点雌激素，对于正常体重的人来说，这点雌激素的含量很低，不影响身体的内分泌，但要是超重，脂肪太多，雌激素累积起来的影响不可小视，它会干扰内分泌系统的正常运转，所以不但不利于"生养"，还有可能引起不排卵、流产，也就是产生了适得其反的效果。

屁股大不代表骨盆一定大，而骨盆结构正常，或骨盆稍微大一点才会"好生养"，但这也只是决定分娩顺利的一个因素。

除了骨盆，决定分娩顺利与否的还有三个要素：第一是产力，也就是将胎儿及其附属物从子宫内"逼出来"的力量，包括子宫收缩力、腹压和肛提肌收缩力。产力足够，才能"好生养"。第二是胎儿的大小，如果怀了个 4 千克左右的宝宝，就算是正常的骨盆，也不容易顺产。第三是精神因素，有些产妇太过紧张，不会用力，也容易导致分娩困难。

由此可见，胖一点、屁股大就"好生养"的说法是站不住脚的，胎儿能否顺利娩出，与多种因素有关，不能只看其中一种。

生男生女真的有技巧吗

关于生男生女的问题，民间有很多偏方，比如让女性多吃碱性食物，少吃肉类，生男孩的概率可能会大一点；也有女性会用所谓的"清宫图"去推算孩子的性别，或是认为排卵前或排卵后怀孕，孩子性别会有不同。这些理论当然都是不科学的。从医学的角度讲，新生儿性别的实体来自父方，但是携带 X 染色体跟 Y 染色体的精子数量应该是一样的，所以生男生女的概率应该是均等的。但是在现实生活中，男性和女性性别的比例大概是（103 ～ 106）∶100，也就是说，男性新生儿的比例要稍微高一点。对于这种现象，很多科学家也感到非常好奇，对此进行了不少研究。

2008 年，有一项针对 56 万人的研究得出了一个结论：如果父亲同辈当中男性的比例高一点，生出儿子的概率会高一些；如果女性同辈多一些，那么生女儿的概率更高。据此，科学家推论可能存在某一种基因，能够控制 X 染色体或 Y 染色体。这个理论得到了一部分人的认可，但很快又被一项新的研究推翻了。这项研究对瑞典 1932 年后出生的超过 470 万新生儿做了数据统计，得出结论：生男生女跟基因没有关系。也就是说，没有谁天生更容易生男孩。

但也有一些研究提示，有些因素可能会影响到生男生女的比例，比如在饥荒时代吃不饱的时候，容易生出女孩，或者心理压力大，有焦虑、抑郁等心理问题的时候，容易生出女孩。日本还有一项研究指出，如果环境的平均气温升高，生男孩的比例会高一些，还说环境平均气温每升高 1 ℃，生男孩的概率会增加 6/10 000，当然这个数字很小，影响微乎其微。而从总体上看，并没有一个因素或者一个方法能够确切地影响到生男生女，所以大家不必去寻求所谓的偏方、秘方。毕竟，钱被骗了可以说是交了点"智商税"，要是吃错了东西，导致身体健康受影响，就得不偿失了。

精子是如何遇上卵子的

精子要想遇到卵子，需要经过很多"关卡"。首先，不能遇到避孕套，不然容易"全军覆没"；其次，精子要经过酸性环境的阴道，绝大多数精子都会被杀死，余下的精子会钻进宫颈管黏液通道，就像是在曲折蜿蜒的"盘丝洞"中游泳；最后，精子来到了一个"大厅"，就是宫腔。

到了这里，精子的旅程也才刚刚进行了一半，还有漫长的输卵管等着它们。输卵管是一条很窄、很细、很长的通道，里面有很多"水草"，也就是输卵管的纤毛。之后，精子来到了输卵管的壶腹部，等待卵子的到来。从结构上看，精子有尾巴可以帮助游泳，头顶上有个顶体，能起定位作用，可以帮它精准地找到输卵管的壶腹部。但就是这样，精子在这一路上也是耗损无数，一开始是"千军万马"，到这个时候可能只剩下几十个或几百个比较强壮、健康的精子了。

卵子一旦到来，精子们会奋力用自己的顶体钻进去，穿过卵子的放射冠和透明带钻到内部，此时卵子结构会发生改变，能够阻止其他精子再进入。当然，偶尔也会出现两个精子同时钻入的情况，这样就可能形成双胞胎，但两个孩子可能长相不一样，性别也不一样。不过绝大多数时候，精子都只能在这边"傻等"，因为还没到排卵的时候，或者已经排过卵，精子和卵子还没有机会相遇。

我们还要注意，精子其实是非常脆弱的，男性熬夜、不运动、久坐、吸烟喝酒或者心理压力大，都会造成"小蝌蚪"的数量和质量不达标，所以现代社会男性的生育能力是逐渐下降的。另外，有个坏习惯很多男性在日常生活中可能很容易忽略，那就是喜欢把笔记本电脑放在膝盖上，然后长时间地打游戏或处理工作。有研究显示，笔记本会不断散发热量，使得睾丸温度不断上升，如果双腿并拢，大约 1 小时后，睾丸温度最多可上升 2.5 ℃，就算是双腿叉开，大约 30 分钟后，睾丸温度也会超过正常值，这对于"小蝌蚪"来说是致命的伤害，所以男性应当尽量避免这种不良习惯，把笔记本从腿上拿开。

在泳池游泳会导致怀孕吗

我们可能听过这样的流言，说某女性在游泳池里游泳，竟然意外怀孕。这显然是不可能发生的情况，因为精子的生存条件是比较苛刻的，最适合的生存温度为 32 ~ 36 ℃，适合的环境酸碱度为 7.2 ~ 8.0。以泳池的温度和充满着漂白粉、杀毒剂的环境来说，就算是再厉害的"精坚强"也只能存活半小时到一小时，又怎能在这么短的时间里找到"门路"跟卵子相遇呢？

另外，精子刚刚排出时呈凝胶状，需要在适合的条件下液化，才会有运动能力。而且，精子的游动速度是很慢的，大约为1分钟1～2厘米。精子想要以这样的速度克服泳池水流的阻力，游到女性的子宫里，那是不可能的。

不仅如此，我们还要考虑到怀孕需要足够数量的精子。在正常受孕过程中，成千上万个精子通过重重"关卡"才能与卵子相遇，其中绝大部分精子都会被淘汰。因此，区区几个精子是不会造成意外怀孕的，女性不必为这种荒谬的问题担心、苦恼。

如何提高卵泡的质量

女性想要提高卵泡质量，可以从日常生活的点点滴滴做起。

第一，调整饮食。女性可以多吃点新鲜的蔬菜、水果，它们富含抗氧化因子，有助于保护卵巢的功能。还要戒烟戒酒，多吃点鱼类，尤其是海鱼，除了能提供优质蛋白，还能提供很多不饱和脂肪酸，也可以降低体内的炎性反应。此外，女性要尽量不吃或者少吃油炸食品和高热量的甜食等。

第二，健康生活。女性要保持规律的作息，不要熬夜，平时应保持中等的运动量，这样也能够提升身体素质，有助于预防多种疾病。

第三，避免污染。女性要注意避免环境中的污染物或内分泌干扰物，比如，居住环境中有很多工业废物排放，那就要尽早搬离，以减少对身体的损害。另外，备孕期间，女性尽量不要经常去染发，也不要使用劣质的化妆品或日化产品。

当然，上述这些举措都需要长年累月坚持去做，才有可能产生效果，如果指望短时间内就发生明显的改变，显然是不可能的。

此外，女性也要适时停止无休止地促排卵、监测卵泡，那样不仅会给自己造成太大的心理压力，也会影响卵泡质量。我就遇到很多这样的例子，比如有个女性，因为不孕问题，第一胎怀得十分艰难，但没想到后来只是去外地度假，不经意间就怀上了第二胎。由此可见，有时候神经绷得太紧是不行的，适时停止无休止地促排卵、监测排卵，停止无休止地花钱，反而会有意外的收获。

输卵管是怎么影响怀孕的

想要顺利怀孕，保持输卵管通畅是必要的。输卵管一头连着宫腔，一头上端像小手一样（伞端）在卵巢边上"守株待兔"，一旦有卵子排出，马上就会被送入输卵管腔。卵子的样子圆咕隆咚、胖墩墩的，"走"起来非常慢，也需要输卵管去推动它，而精子这个"精神小伙"却可以自己跑得很远很快。它们俩相遇的地方并不是宫腔，而是在输卵管的壶腹部。卵子受精形成受精卵，再通过输卵管的蠕动把它推送回宫腔。由此可见，如果输卵管堵塞或是通而不畅，或是伞端有粘连等，都会影响正常的受孕，还有可能引起宫外孕或不孕症。

输卵管推动卵子和受精卵的功能没有办法检测，但它的通畅程度却可以借助输卵管造影来检查。这个检查一般要求在月经结束后 3 ~ 7 天，预计下次排卵前做好，做之前是不能同房的。做完这项检查的当月不建议备孕，但是可以有性生活，并要注意戴好避孕套。等下次月经来过之后可以根据情况备孕。

那么，在什么情况下会出现输卵管不通或通而不畅呢？主要是输卵管存在慢性炎症，比如来自宫腔的操作——刮宫等，如果合并感染，就会逆行到输卵管引起感染。另外，盆腔的炎症、盆腔结核、子宫内膜异位症也会连累到输卵管。如果输卵管动过手术，比如结扎，导致输卵管不通，就算再行复通术，也会形成瘢痕，从而影响输卵管通畅程度。此外还有因宫外孕做的输卵管切开取胚术，也会影响到输卵管通畅。

为了保持健康的输卵管，女性需要做到以下几点：第一，不要过早开始性生活，也不要有多个性伙伴，平时要注意保持生殖道的卫生；第二，如果有性生活，要尽量做好科学的避孕措施，避免意外怀孕去做人工流产，否则会增加患输卵管炎症的风险；

第三，避免久坐，每坐 1 小时，最好能起来走动 1 刻钟，平常也要多运动，以保持输卵管的健康活力；第四，如果有盆腔结核，要积极地治疗。

当然，就算输卵管真的出现了问题，我们也不必绝望，因为还有不少的解决方法。如果女性年龄偏大或是有其他不孕因素，比如丈夫的精子质量太差，就可以考虑做试管婴儿；如果其他因素都达标，女性年龄也不大，可以考虑在门诊做导丝介入疏通（SSG）或宫腔镜通液，更全面的方法是在宫腹腔镜联合下进行输卵管整形术＋通液术，这样里里外外都能看到。如果有合并输卵管扭曲粘连或是巧克力囊肿等，更适合做宫腹腔镜联合术，经过处理，有可能解决问题。

输卵管堵塞，还会排卵吗

有的女性会产生一种错误的观点，觉得输卵管堵塞会影响排卵。其实，排卵是卵巢的事情，而输卵管和卵巢是两个器官，输卵管是否堵塞，跟卵巢是否排卵没有直接的因果关系。

在正常情况下，卵巢排卵之后，卵子会被输卵管的伞端给"捡起"，然后卵子就会在输卵管当中游走，之后在输卵管最宽阔的部分即壶腹部与精子相遇受精，形成受精卵。受精卵再被输卵管运输回宫腔，在宫腔着床。

假如没有精子前来"赴约"，卵子有可能在输卵管或宫腔当中贮留，最后死去被吸收，当然也有可能随着经血被冲掉。可是在输卵管堵塞后，卵巢排出的卵子去了哪里呢？对此我们也不用担心，盆腔的空间足够卵子到处"驰骋"，它会在盆腔中随便找个地方"落脚"，然后也会死去，并会被腹膜吸收。

如何避免出现宫外孕

宫外孕，简单地理解，就是胚胎没有种在子宫里面，而是跑到子宫外面去了。最常见的部位是输卵管，而输卵管又没有适合胚胎生长的环境，一旦发生破裂，就会引起剧烈腹痛、大出血、休克，甚至危及生命。之所以会出现这样的问题，最常见的原因是输卵管慢性炎症造成扭曲、粘连、通而不畅。

从预防的角度来说，如果女性暂时不考虑生育，那就要采取避孕措施，不怀孕可以从根本上杜绝宫外孕的发生。而且，避孕也能减少意外怀孕的风险，可以避免人工流产等宫腔操作，有助于减少输卵管炎症发生的概率。另外，子宫内膜异位症等可能改变输卵管的形态和功能，所以积极治疗也能够减少宫外孕。

此外，有盆腔炎病史的女性，或是使用了紧急避孕药、宫内节育器但避孕失败的女性，如果测出自己怀孕了，一定要及时到医院去做 B 超，以排除宫外孕的可能。如果确诊宫外孕，则应当尽量就近治疗，千万不要到处活动，以免发生危险。

做几次人工流产就不能生孩子了

做几次人工流产就不能生孩子了？对于这个问题，其实没有一名妇产科医生能够准确地说出答案。我曾经遇到过人工流产十几次又怀孕来做人工流产的女性，也遇到过人工流产一次就发生宫腔粘连引起宫外孕的患者。所以，这个问题有一定的运气成分，和女性选择的医院正规与否、医生操作水平高低有一定的关系。不过，科学研究证实，人工流产次数越多，不孕发生的概率就越大，但并不是说就一定不能生孩子了。

除此以外，人工流产还有什么风险呢？根据临床大数据，人工流产的严重并发症包括大出血、宫颈撕裂、子宫穿孔等。在一项针对 17 万例人工流产案例的研究中，我们可以看到，严重并发症的发生率大概是 6/10 000。较轻的并发症包括感染、吸宫不全或因手术发生出血，发生率大概是 8.6/1000。单从数字来看，人工流产似乎是一个比较安全的手术，但对个人来说，这种概率并没有太大的意义，因为就算是 1/10 000 的概率，落在个人身上就成了

100%。

所以建议暂时不想要孩子的女性，一定要做好科学的避孕措施，避免意外怀孕去做人工流产，包括药物流产、刮宫。这两种流产方式对身体都有害处，药物流产对于子宫内膜的损伤稍微小一点，但是如果流不干净还要再做一次清宫，等同于"雪上加霜"，而且它对胚胎大小的要求也比较严格，太大、太小都不适合药物流产。

刮宫对胚胎大小的要求就放松了很多，大多数情况都可以做刮宫，但它毕竟是一个宫腔操作，可能引起感染、月经失调，严重的会导致不孕，所以建议女性遵守以下几条原则：

第一，如果不得不做流产，一定要去正规的医院，千万不要为了省钱或图方便就到小诊所或者地下诊所去做。

第二，做好科学避孕，避免意外怀孕再去做流产。

第三，必须通过 B 超明确是宫内怀孕之后，才能选择人工流产方式。

第四，手术后应当注意休息，1 个月之内不能有性生活。另外，由于在月经恢复前就可能有排卵，所以开始性生活时也要做好科学的避孕措施。毕竟子宫只有一个，对女性非常重要，我们一定要好好地珍惜它、爱护它。

做过人工流产，别人能看出来吗

有的女性在年少时没有好好地保护自己，导致意外怀孕不得不接受人工流产，但之后女性就担心现男友或老公能够看出这一点，对自己造成不好的影响。其实，人工流产毕竟不同于怀孕、生产，一般不会在身体上留下明显的痕迹。

在怀孕期间，随着体重增加、腹部膨隆，皮肤纤维出现损伤、断裂，女性的腹部、大腿、臀部、后腰部等处会出现明显的波浪状花纹，也就是我们熟悉的"妊娠纹"。而在生产时，剖宫产会在腹部留下手术瘢痕，顺产时会阴可能有切口或者撕裂口的瘢痕，而人工流产一般没有任何瘢痕，所以只从外表看，是看不出有没有做过人工流产的。

不过，做过多次人工流产的话，子宫内膜会变得很薄，医生也能从这一点看出来，不过医生不会随意泄露患者的隐私，所以女性也不用过于烦恼。

女性要是因为身体不舒服前往医院就诊，医生又询问了这方面的情况，此时最好如实回答，便于医生进行诊断。因为一些妇科疾病可能与人工流产有一定的关系，比如，人工流产造成的子宫内膜损伤、宫腔粘连、慢性输卵管炎等，可能导致月经过少、不孕、宫外孕。再如，人工流产次数过多，再次怀孕时容易出现前置胎盘、胎盘植入，分娩的时候容易出现大出血。因此，女性一定要告诉医生真实的情况，这样医生才能对可能出现的意外情况做好必要的准备。

反复自然流产、胎停该查什么

对于反复自然流产、胎停（≥2次），我们首先应当排查病因，再进行有针对性的治疗，才能避免再出现类似的情况。那么，一般都需要做哪些检查呢？

第一，排查子宫结构异常，最常见的问题有超大的子宫腺肌病、子宫肌瘤、子宫内膜息肉、子宫纵隔、鞍状子宫、单角子宫，以及严重的宫腔粘连，通常需要做B超、磁共振，必要时还要做宫腔镜来确认。

第二，排查感染因素，最常见的是用宫颈及子宫内膜的分泌物培养出有病菌。

第三，排查内分泌因素，最常见的病因是多囊卵巢综合征、高催乳素血症、甲状腺功能减退、黄体功能不足等，需要查性激素六项、甲状腺功能，还要做基础体温监测。

第四，排查免疫问题，最常见的是封闭抗体阴性，即来自父方的抗原没办法被封闭、保护起来，就容易被母亲的免疫系统攻击，从而引起胎停。

第五，易栓症检测，最常见的病因是抗心磷脂抗体、系统性红斑狼疮等，它们容易引起小血栓，导致胚胎停止发育。

第六，如果是大月份的流产，可能要考虑宫颈机能不全的问题。

第七，排除染色体及基因的问题，需要对夫妻双方进行染色体及必要的基因检测。

通过上述这些筛查、检测，大多数病因都能被找出来。我就遇到过很多这方面的例子，其中有个反复胎停的病例，她有2次胎停都是在怀孕2个多月的时候没有了胚芽胎心，经过检查，发现患者有个激素非常高，催乳素有三十几，然后让其服用了降催乳素的药物，第2个月她就自然怀孕，也不需要做试管婴儿，过了2年还顺利生下了第二胎。这里提到的"催乳素"，虽然它的作用很多，但含量太高也会带来不好的反应，比如会影响排卵，在怀孕后又会影响雌、孕激素的合成，可能会造成胎停，对此我们要有足够的了解，并要根据检查结果及时调整，才不会影响正常孕育。

子宫能经受住几次剖宫产

现在三孩放开了，很多女性开始纠结，前面 2 次都是剖宫产，再怀孕还能不能做第 3 次剖宫产？子宫能不能承受呢？

首先，我们要认识到一点，剖宫产不是自然正常的分娩方式，它是在一些母胎合并症或并发症的前提下，为了安全才会选择的一种非正常的分娩方式。总体来说，剖宫产在肚皮上开横刀或竖刀对身体的影响差不多，恢复情况也差不多，只是横刀看起来会更美观一些，而竖刀对于手术医生来说视野相对大一些，操作更方便一些。如果女性肚子上原来就有刀疤，通常是沿着原刀疤开刀，这样不会留下一个十字交叉的刀疤。

除了留下刀疤，剖宫产还会带来很多问题。比如，剖宫产的时候容易出血，宝宝容易出现吸入性肺炎、湿肺，女性再怀孕的话更容易出现切口妊娠、子宫破裂、前置胎盘、大出血等，平时也有可能出现剖宫产子宫切口憩室、月经不调、切口刀疤的内异症、盆腔粘连等多种问题。虽然没有明确规定一个子宫最多可以做几次剖宫产，但是次数越多，这些问题出现的概率肯定会越来越大，所以我们还是建议大家能够顺产就尽量顺产。在一些大的产科中心，上一胎剖宫产的女性，符合一定条件的话，这一胎也可以尝试顺产。顺产时，如果产妇非常怕疼，可以进行无痛分娩，能够减轻 80% ~ 90% 的疼痛。对产妇和胎儿来说，无痛分娩也是非常安全的。

至于剖宫产术后多久可以生二孩，这里我们主要考虑两方面的因素：一、剖宫产是对子宫肌层的完全离断，这样胎儿才能被取出来。从解剖学的角度来说，这种创伤需要 18 个月才能基本愈合，所以保险起见，剖宫产术后一年半到两年再生二孩比较好。如果距离上次剖宫产时间太近，子宫破裂的风险就会提高。二、我们要考虑自己的精力和经济条件，这也是制约很多家庭生二孩的重要因素。

另外需要提醒的是，剖宫产之后，子宫前壁下段会有个刀疤，如果再怀孕，胚胎种在这个刀疤上，就会成为"切口妊娠"。一旦发现这种情况，就需要及时终止妊娠，以免引发危险。如果刀疤愈合不良，而胚胎扎根扎得比较深，血供很丰富，直接进行清宫术也不行，可能会引发大出血，所以有时需要先介入栓塞，让胚胎坏死，血供减弱后再做清宫术。但这种方法对于情况特别严重的病例也不一定有用。我遇到过一个病例，虽然做过一次清宫术，但残留血供还是很丰富，导致手术中大出血，不得不把子宫切除。要想预防这样的凶险情况，唯一能做的就是尽量不做不必要的剖宫产。只有降低剖宫产率，才能减少切口妊娠的发生。

剖宫产子宫切口憩室，再怀孕的风险

剖宫产子宫切口憩室的患者再怀孕的话，子宫会不会破裂？胎儿能不能要？这其实要分两种情况来看。第一种，如果早孕期的胚囊种在切口憩室上，这叫"切口妊娠"，是很危险的，容易引起大出血、子宫破裂，胎儿不能要，必须及时终止妊娠。

第二种，如果胚囊种在正常的子宫腔位置，是可以继续妊娠的，但比起上一胎是顺产的女性，子宫破裂的风险还是会增加30多倍。不过从绝对值来看，也没有那么可怕，大概1000个孕妇里可能会有几个出现子宫破裂。有研究显示，如果剩余的憩室肌层厚度＜3毫米，子宫破裂风险会稍微高一点，但这也不是绝对的，因为我们还要考虑到肌层的连续性。打个比方，就像气球皮很薄，吹得很大的时候，却也不见得会破裂。但这并不代表我们就能对这个问题掉以轻心，中晚孕期一定要注意监测子宫破裂的情况，如果小腹持续隐痛且不能缓解，一定要及时到医院就诊。如果出现剧烈疼痛，十有八九是子宫破裂，会危及孕妇和胎儿的生命。

那么，剖宫产子宫切口憩室该如何治疗呢？如果只是从B超上看到有憩室，且月经是正常的，那我们只要定期随访就可以了，不需要任何治疗。如果月经持续十几天到二十几天还不结束，则可以考虑用短效避孕药或孕激素来止血调经，用曼月乐环也可能有积极的作用。

手术修补憩室，可以采用经腹手术、腹腔镜手术、宫腔镜手术和经阴道手术进行，手术成功率在70%～80%。当然，如果没有再生育的计划，可以考虑在宫腔镜下把憩室周围的边削平，这样不会"兜住"经血，就能解决月经拖拉不净的问题。不过这会让刀疤处变得更加薄弱。因此，如果有再生育计划，就不能采取这种措施。如果憩室比较大，＞2.5厘米，或者剩余肌层＜3毫米，还打算再生育的话，就可以考虑做修补手术。

曾经有个患者，在两次剖宫产之后，子宫刀疤上面的肌层完全离断，这到底是怎么回事呢？原来她在剖宫产后月经期特别长，十几天到二十天，经检查才发现子宫刀疤处有个憩室。在给她做手术时，我们发现刀疤处子宫肌层缺损了4～5厘米，经血从这里流出来，再被膀胱反折腹膜包住，由此形成了囊肿。我们在处理时，小心地分开了这些粘连和囊壁之后，暴露出这个缺损，在缺损边缘削掉一小片表层组织，露出新鲜的肌肉组织再缝合起来，但因为缺损面积太大，我们也没有很大的把握能保证缺损完全长好，但术后的情况肯定比术前要强很多。类似这样的例子还有很多，它们都提醒了我们，一定要重视剖宫产子宫切口憩室这个问题，最好预防在先——尽量不要去做没有必要的剖宫产。

不孕不育最应该先查什么

怎样才能知道自己能不能怀孕？真正的不孕症是指有规律的性生活，没有避孕措施，一年都没能怀孕。

遇到不孕不育的问题，很多人可能并不知道应该先做男性的精液检查，因为大家总觉得男性在生育中只参与那么一小会儿，不管是半小时还是一两秒钟，男性只要能够把精子排在女性的阴道里就可以，剩下的都是女性的事情。可事实上，在导致不孕不育的所有原因当中，大概有 1/3 的不孕不育问题是男性单独引起的。男女双方共同的因素导致不孕的比例大概占 20%。所以不孕不育的检查应当是男女双方一起做，而男性的精液检查简单、方便、无创，应当优先去做，同时医生还能顺便帮男性检查一下其他方面的问题，比如，前列腺、精囊、输精管、附睾、睾丸、性激素、性功能、免疫和内分泌等，这些器官或功能出现了问题，都有可能造成男性不育。

那么，女性需要接受哪些检查呢？一般女性要接受阴道和子宫方面的检查，还有宫颈、输卵管、卵巢、盆腔、内分泌和排卵方面的检查，必要的话还要做精神、心理方面的检查。对超重或肥胖的女性来说，更容易出现月经不调、多囊卵巢综合征，也会影响生育。

此外，如果男女双方没有明显的不孕原因，就要考虑"免疫性不孕"的可能，需要做这方面的检查。所谓免疫性不孕，是指女方体内含有一些抗精子抗体，将来自男方精子上的一些抗原消灭掉，最后破坏精子引起不孕症。我就遇到过这样的病例，夫妻俩结婚多年，未能成功孕育宝宝，但离婚后各自组建新的家庭，却很快都拥有了自己的孩子。当然，对于这种情况，也不是说非得离婚才能解决问题，而是可以通过一些免疫疗法或者辅助生殖的办法来实现生育愿望。

试管婴儿究竟是怎么做的

试管婴儿是体外受精胚胎移植技术的俗称，是通过人工的方法将精子和卵子在体外进行受精，并培育出早期的胚胎，再移植回母体子宫里，所以大多数时间胎儿还是在母体肚子里生长发育，并不全都是在试管里成长的。目前，试管婴儿分一代、二代、三代，当然这和手机的更新换代不一样，并不是说三代就比二代、一代好，而是说它们针对的是不同原因引起的不孕不育。

一代试管婴儿技术，目前应用得最广、最多，它主要针对的是女性的不孕不育，包括排卵问题、输卵管问题、比较严重的子宫内膜异位症等，以及男性的轻度少弱精问题和一些不明原因的不孕，有些免疫性不孕也适合这个技术。二代试管婴儿技术，主要针对男性的严重少弱精问题。如果精子排不出来或者有问题，我们可以通过穿刺或者挑选出可以用的精子，再进行单精子显微注射到卵细胞浆里，实现体外受精。三代试管婴儿技术，主要针对有遗传病的夫妻。人类有一些遗传病，比如血友病、色盲或其他家族遗传性疾病，很容易通过基因传给下一代，而第三代试管婴儿技术就能通过遗传学诊断，挑选出没有携带这些基因的胚胎，再移植回母体子宫。这三代试管婴儿技术不能说哪一代是最好的，有需要的夫妻要根据自身情况选择最适合的试管婴儿技术。

那么，人工授精和试管婴儿有什么不同呢？人工授精是指在女方的排卵期，将人工处理过的精子注入到女方的生殖道里，帮助她怀孕，精子一般可以分为丈夫的精液或者供精者的精液；试管婴儿则是分别从男女方体内取出精子和卵子，然后在体外进行培育，形成早期的胚胎后，再移植回女方的子宫里。人工授精有一个前提，即女性的输卵管和排卵功能是正常的，而它的适应证主要是男性这一方面的功能出现了问题，或者有轻度的少弱精。如果男方完全无精，则可以考虑用精子库的精子来做人工授精。

做试管婴儿会导致卵巢早衰吗

网上流传着一种说法，说做试管婴儿促排卵会导致女性卵巢早衰或过早绝经。其实这种说法没有科学依据。

我们都知道，女性的卵泡是一种不可再生的资源，出生的时候数量是最多的，大概可以达到100万～200万个。随着年龄增长，卵泡逐渐消耗，正常女性一生中能够真正发育成熟并排出的卵泡大概只有400～500个。而在促排卵时，会取七八个到十几个卵泡，有的女性就担心这样会把卵泡消耗完。事实并不是这样，因为每月其实都有很多卵泡会进入发育的队列当中，但是真正能够成熟并排出的只有一个，叫"优势卵泡"，其他卵泡不能成熟，最终会停止生长并退化，成为"闭锁卵泡"。我们用的促排卵药是要把闭锁的卵泡重新拉回到生长发育的行列，这并不会影响卵巢的卵子储备，也不会影响到下个周期排卵和优势卵泡的排出，当然也不会造成卵巢早衰和提前绝经。

第八章　备孕的正确打开方式

备孕要做哪些检查

首先，要做妇科检查，包括白带常规、宫颈癌的筛查、B超，还有妇科的子宫、卵巢的双合诊，因为这些器官是女性怀孕必需的；其次，要做乳房的检查，比如可以做乳腺B超；再次，要查重要脏器的功能，比如要做心电图，有时候还要做心脏彩超、肝和肾B超，甚至还要抽血查肝、肾功能；最后，要看一下有没有重要的传染病，所以要做乙型肝炎病毒、丙型肝炎病毒、人类免疫缺陷病毒、梅毒螺旋体、风疹病毒、疱疹病毒等的检测，这是为了避免传染病影响到宝宝。此外，如果女性以前有不良孕产史，那就还要根据具体情况增加一些检查项目。

有的女性可能会问："备孕时能不能不查性激素六项？"的确，有的时候我们可以省下这一笔钱，如果月经很规律，年龄

＜ 35 岁，那就可以默认内分泌的情况正常，可以暂不去查性激素。如果月经周期是紊乱的，备孕一年不成功，或者年龄 ≥ 35 岁，或者有子宫内膜异位症、巧克力囊肿（卵巢子宫内膜异位症）、卵巢囊肿，或得过盆腔结核，这时候就建议去查一下性激素六项，同时可以查一查甲状腺功能，有可能会筛查出一些影响怀孕的内分泌因素，从而可以及时处理干预。

我曾经遇到这样的病例：一位 37 岁的女性因为一直在拼事业，等到终于下定决心备孕时，通过检查发现子宫上有 4 个大肌瘤，最大的一个直径已经超过 7 厘米，另外三个直径也有 5～6 厘米，这导致她的子宫摸起来和怀孕四个月的子宫差不多大，子宫腔发生变形。像这样的情况就不建议直接怀孕，而是应当先把肌瘤处理好。事实上，子宫肌瘤大多数是没有症状的，容易被女性忽视，这个病例就是在备孕检查中才发现了问题。因此，建议大家通过每年的例行检查来排除隐患，这样也可以及时进行手术治疗，否则肌瘤长得太大，不但会增加手术难度，还会降低受孕的成功率。

备孕应该怎么吃、怎么补

备孕期间，女性可以继续保持原有的良好的饮食习惯，同时要纠正一些不良习惯，比如，挑食、偏食、不爱吃蔬菜和水果、抽烟、酗酒等。

有的女性想知道备孕的时候能不能吃小龙虾，其实是可以吃的，小龙虾富含优质蛋白和各种微量元素，是一种很好的营养补充食品。当然在吃的时候，要把虾头去掉，因为里面有很多重金属，同时还要把虾背上的虾线取出来，因为那是虾的消化道，会有排泄物残留。

另外，女性还需要补充叶酸。说到这里，有的女性可能会问："医生一直建议备孕时要提前3个月吃叶酸，那是不是一定要吃满3个月，我才能开始备孕呢？要是我没来得及吃叶酸就怀孕了，孩子到底能不能要呢？"

要解答这些问题，我们首先要对叶酸的作用有清楚的了解。叶酸是一种维生素，广泛存在于我们日常食用的蔬菜、水果中，但是经过日常的烹饪处理，大部分叶酸已经流失了，所以仅仅依靠饮食补充叶酸是不够的，而叶酸又是胎儿神经管发育最重要的一种维生素，如果叶酸不足，胎儿容易出现神经管畸形，尤其会出现脊柱裂，这是一种常见的先天畸形。所以医生会建议提前3个月吃叶酸，好让体内的叶酸浓度达到正常需要水平。如果备孕时没有吃叶酸，或是刚吃1个月就怀孕了，大家也不必过于纠结，因为这毕竟只是一个概率问题，后期抓紧把叶酸补上去也来得及，大多数时候都是没有问题的。

叶酸每天补充0.4毫克就够了，如果女性有叶酸代谢异常的问题，可以适当增加一点补充量。至于要不要补充其他营养素，则因人而异，比如，有些女性月经量多，有贫血问题，还可能存在慢性缺氧的情况，这样对于母体和胎儿都会有不利的影响，建议补充铁剂以纠正贫血；再如，有的女性饮食中钙的摄入量比较少，备孕时就可以适当多喝点牛奶或补充钙片，有助于预防妊娠高血压性疾病和缺钙导致的抽搐。

备孕时发现肌瘤、囊肿怎么办

　　备孕的时候发现了子宫肌瘤，应当如何处理？这里给大家分享一个病例：一位30岁的患者在备孕时查出有5厘米的肌瘤，于是就纠结是先开刀还是先怀孕。我给她的建议是"先开刀"。原因有以下几点：第一，她才刚刚开始备孕，没有不孕的病史；第二，肌瘤已经长到了5厘米，怀孕后在雌、孕激素的刺激下肯定会继续猛长，甚至可能会长到10厘米，或肌瘤出现红色变性，伴有发热、腹痛，在这个过程中容易诱发宫缩，引起流产；第三，患者只有30岁，开完刀后休养半年到一年就可以再去备孕，影响不是很大，如果患者的年龄超过了35岁，或是不孕病史比较长，我就会让她积极备孕，做一些不孕的处理，而不是先剥离肌瘤。

　　那要是在怀孕的时候发现了子宫肌瘤该怎么办呢？在通常情况下，我们暂时不用去处理，但要注意观察。此外，一般肌瘤是不影响顺产的，除非它的位置比较特殊，影响产道，才需要去做剖宫产，否则完全可以等顺产之后，过上半年在肌瘤有可能变小的情况下去做腹腔镜微创手术，没有必要在肚子上留下手术刀疤。或是肌瘤又变小缩回去，可能就避免手术了。

有人在备孕时发现了卵巢巧克力囊肿。有位患者就咨询说，备孕前检查出了 7 厘米的巧克力囊肿，想知道应该先开刀还是先怀孕，我也建议她先去开刀。原因有三点：

第一，卵巢上从无到有长出 7 厘米的巧克力囊肿，不仅会对卵巢功能造成一定的影响，还会影响卵子的质量。卵巢巧克力囊肿是子宫内膜异位症最常见的一个类型，而子宫内膜异位症不会单单只影响卵巢，还会影响其他部位，比如会连累到输卵管，会引起输卵管粘连不通或堵塞；它还会分泌很多炎性因子，这对受精卵也是有影响的。由此可见，子宫内膜异位症对怀孕的影响是"全方位"的，病程长的女性有 40% 以上会不孕。

第二，虽然怀孕后卵巢巧克力囊肿会变小萎缩，但是这一般会发生在三四个月之后，在孕早期还有可能会继续增长，而且这么大的囊肿在孕期有可能发生破裂、扭转，引起急症，需要紧急做手术，甚至还有可能引起流产。

第三，虽然手术剥除巧克力囊肿对卵巢功能有一定的影响，但毕竟"长痛不如短痛"，而且手术除了剥除囊肿，还能把盆腔其他可能的病灶清除掉，输卵管如果有粘连扭曲也可以稍微梳理一下，这样就能够全面改善受孕的条件。同时，术中必须做一个子宫内膜异位症严重程度的评估，以及生育指数的评分，这对术后指导生育非常有帮助，可以根据手术中的具体情况决定是直接备孕还是直接去做试管婴儿，或是打闭经针之后再备孕。

剥除巧克力囊肿肯定是做腹腔镜手术，这种手术不仅能够看得非常清楚，不用担心剥不干净，而且创伤小，术后很快就能恢复。当然，如果囊肿不大，也无明显痛经，可以先试孕半年，不成功再进一步进行评估、做手术。

备孕期间要不要"禁欲"

很多有怀孕打算的夫妻总觉得平时应当"禁欲"，以养精蓄锐，到了排卵期再积极努力"爱的鼓掌"，这样受孕的概率会高一点。事实真是这样吗？

临床科学已经证实，备孕期间"禁欲"并不会额外提高受孕的概率。虽然禁欲后男性的精液量会有所增加，但是精子的活力却会逐步下降，老化精子的比例也会上升，这样反而让受孕的概率降低。更糟糕的是，精子质量差，也会影响胚胎发育，容易引起流产。

因此，备孕期间没有必要刻意去"禁欲"，但也不要过于频繁地"爱的鼓掌"，否则也会降低精子质量，夫妻俩只要保持正常的性生活频率就好。因此，备孕的夫妻，每周2～3天"爱的鼓掌"一次，排卵期隔天安排一次，如果体力不够，其他时间可以一周一次，这样既不影响精子的质量，又能够提高受孕的概率。

怎样"爱的鼓掌"容易怀孕

怎样进行"爱的鼓掌"，怀孕的概率会高一些呢？如果女性平时月经周期比较规律，按时开始按时结束，那只要保证每周2～3天进行一次"爱的鼓掌"，基本上就不会漏掉排卵期，这也是最标准的备孕次数。

很多人觉得在排卵日当天进行"爱的鼓掌"效果最好，其实并不是如此，因为卵子排出之后能够存活24小时，但是它和"小蝌蚪"最佳的受精时间是14～18小时，而"小蝌蚪"进到女方体内最多能够存活48小时，不过受精能力最强的是第1～2天。科学家通过研究调查也发现，排卵日当天以及之前的2天进行"爱的鼓掌"，最容易怀孕成功，成功率几乎能达到90%。因此，备孕夫妻可以在排卵前一两天开始"爱的鼓掌"，然后隔天"爱的鼓掌"一次，也不需要天天"爱的鼓掌"，因为大多数男人身体是吃不消的。也就是说，"爱的鼓掌"的频率也很重要，如果"爱的鼓掌"过频，比如天天来一次，反而可能降低怀孕的概率；但频率也不能过低，有的人一个月只有一两次，那也是不够的。

如果女性年龄过大或男方体力不够，或是夫妻异地，达不到需要的"爱的鼓掌"频率，那该怎么办呢？我们建议最好能监测一下排卵，有条件的话可以用 B 超来监测。当卵泡长到 16 ~ 18毫米时，可以尝试隔日同房一次，直到测到卵泡排掉为止。平时，男性最好每周至少"放掉"精液一次，因为"种子"如果在体内存放太久，质量反而会下降。

那么，春夏秋冬四季，到底哪个季节最容易成功怀孕呢？科学家曾对 1.4 万名北美和丹麦的女性做了研究，结果发现这些女性在春季末期生育率会下降，在深秋和初冬生育率最高。当然，季节的影响在不同地区是不大一样的，比如，在北美的影响率高达约 16%，在丹麦却只有 8%。而在美国南部各州相对炎热的地方，这种影响率居然高达 45%。由此可见，深秋和初冬是最容易怀孕成功的，也很适合进行"爱的鼓掌"。

算好排卵期，一次就中

我们都知道排卵期是最容易怀孕成功的，如果月经周期是规律的，通常排卵期是在 2 次月经的中间，再精确一点，下次来月经前 14 天的前后两三天都属于排卵期。还可以通过监测基础体温来判断。女性每天早晨醒来要做的第一件事就是量体温，然后描绘成体温曲线。一般排卵会在体温下降再上升的那两三天。

不过，要是月经周期不准，根本没有办法准确推算，甚至有可能没有排卵，我们就需要用其他的方法来监测。那么，更准确的测排卵方法有哪些呢？我们可以在家里用排卵试纸验小便当中的促黄体生成素（LH），如果出现强阳性就意味着要排卵。此外，我们还可以到医院做 B 超，一般在月经来的第 10 ~ 12 天去做，可以看到卵泡发育的情况，然后一直监测到排出为止。

很多女性在排卵前后，由于体内激素的变化，身体也会出现一些改变。比如，每月卵泡发育成熟要排出之前，都会有一个雌激素的分泌高峰，会引起胸胀，阴道分泌物增多等反应，排卵一侧的小腹还可出现酸胀或不适感，有的女性还会有少量出血，同时对"爱的鼓掌"的欲望也会增强，这些"信号"都是在提醒排卵期即将来到。

排卵期出血能继续"开工"吗

如果我们好不容易等到了排卵期，准备"开工"的时候，突然发现自己有点出血，该怎么办呢？

排卵前雌激素有个分泌的高峰，激素突然波动会对子宫内膜造成一定的影响，可能引起局部子宫内膜增生，但是缺乏支撑，从而出现部分脱落，形成出血，这种出血量通常非常少，可能会持续两三天。

如果出血不多，我们在排卵期前后两三天隔天同房一次就可以了，不影响；如果出血比较多，可以考虑在月经来的第5～6天开始吃雌激素，或在发现排卵时吃孕激素，这对平衡内分泌、稳定子宫内膜有一定的积极作用。

不过对于排卵期出血，我们还要排除一些可能引起相似症状的疾病，包括宫颈的病变，比如宫颈息肉、宫颈癌等，或者子宫内膜的息肉、黏膜下肌瘤、子宫内膜增生，具体是哪一种，需要通过妇科检查，加上宫颈癌筛查、阴超等来判断。

备孕，子宫内膜太薄怎么办

很多女性在备孕的时候一直觉得自己的子宫内膜太薄，担心影响怀孕，其实这种担忧绝大多数都是没有必要的。因为在月经周期不同的时间，子宫内膜厚度是不一样的。通常月经结束之后子宫内膜很薄，只有5～6毫米，甚至更薄。排卵之后子宫内膜逐渐增厚，一般在排卵期达到8～10毫米，甚至更厚，来月经之前可以达到十几毫米。如果在排卵之后、来月经之前子宫内膜厚

度还是 < 8 毫米，同时月经量很少，这时候可以判断子宫内膜过薄，这有可能是内分泌的问题，比如卵巢功能衰退导致雌激素分泌不够，或是多囊卵巢综合征导致没有排卵，或是雌激素水平很低，这些因素都会影响子宫内膜生长。当然也有可能是子宫内膜炎、子宫内膜结核等对子宫内膜造成了破坏。更可能是刮宫次数过多，造成子宫内膜损伤、宫腔粘连。

如果是内分泌的问题，我们可以用激素来调理。如果是子宫内膜结核，可以按照结核病的治疗方式治疗，但结核造成的破坏很多时候是不可逆转的。同样，刮宫造成的重度宫腔粘连也很难逆转。倘若是轻、中度还有治疗的希望，可以做宫腔镜手术，术后再使用激素药促进子宫内膜生长，或是用一些促进子宫血供的药物，子宫内膜还是有机会生长出来的。

为啥备孕二胎会这么难

自从放开三孩之后，很多人发现，怀第一个孩子很容易，生的时候也很顺利，可在备孕二胎、三胎时，却好几年都怀不上，身体也没查出什么大的毛病，这到底是怎么回事呢？

其实也很好理解，随着时间的推移，男性的精子质量会逐渐下降，女性的卵巢功能也会衰退，输卵管还可能出现问题，而且夫妻俩"爱的鼓掌"的频率也达不到备孕要求的一周 2 ~ 3 次，所以备孕才会难以成功。不过，要是备孕了一年还没成功，就要到医院做必要的检查。另外，如果女性年龄≥ 35 岁，或是做过输卵管的手术，或是有子宫内膜异位症，或是刮宫次数过多，都需要提前来医院做检查。

如果女性准备再生孩子，或是年龄有点大的女性准备生小孩，首先要问问自己还有多少"余粮"，也就是卵巢还有多少储备功能，它反映的是女性身上有多少个小卵泡，能够发育成熟、产生激素并且形成排卵。对此，我们可以先通过两个指标去判断。

第一，年龄。女性最佳生育年龄是 20 ~ 35 岁，不要晚于 35 岁。因为这个年龄段的女性卵巢储备功能相对比较好，卵子质量比较好，当然这也不是绝对的，也有二十几岁就卵巢早衰的例子，或是 40 岁卵巢功能还很好的例子。

第二，月经的情况。如果月经很规律，一个月左右来一次，3 ~ 7 天干净，月经量不会过多或过少，也可以认为卵巢储备功能还是比较好的。

当然这两个指标的主观因素都比较强，所以我们还要结合临床检查的指标来综合衡量。第一是性激素六项，主要是促卵泡激素（FSH），可以联合检测雌二醇浓度，单独的雌二醇浓度其实用处不大，月经期测雌二醇，正常情况多数是比较低的，高了才会有问题，促卵泡激素一般是 < 10 U/L 比较好，高的话要根据具体的水平来判断。第二是抑制素 B，它也能反映卵巢储备功能。第三

是抗缪勒管激素，它由小卵泡产生，能够直观地反映卵巢储备功能，而且不受月经时间的影响，任何时候都可以抽取，结果比较客观、可靠。

此外，我们还可以用 B 超来检测窦卵泡计数，得到的结果也很可靠，因为可以直接看到卵巢上有多少个小卵泡，但它也是有一定缺陷的，就是需要靠医生的肉眼去看，所以存在一些主观性误差。

总之，在女性年纪比较大或月经情况不是很好的情况下，备孕前最好到医院做一下评估，看看卵巢还有多少储备功能，如果发现功能减退就要积极调理，如果发现功能比较差，可能需要接受辅助生殖技术的帮助。

第九章 孕期的讲究知多少

怀孕了，身体有哪些改变

卵子是在输卵管里和精子相遇受精形成受精卵的，之后再回到宫腔。受精卵通常会在宫腔的中上段找到一块比较"肥沃"的内膜种植、扎根下来，这个过程绝大多数女性是体会不到的，但有些人会有一些反应，比如会有少量的出血，小腹有一点酸胀感，这种反应大概会在排卵后一周左右出现，一般一两天后就会慢慢消失。

女性可以留心观察自己的身体，如果出现了下面这些变化，那么恭喜你，你可能要做妈妈了。

第一，月经推迟不来。这是大家都很熟悉的情况。也有的人是在该来月经的时候，只有少量出血，也有可能是怀孕的表现。

第二，胃肠道反应。很多女性早上起来会有恶心、呕吐的反应，看到油腻的东西也会觉得恶心，也有些女性会突然喜欢上原来不喜欢的食物，比如突然很喜欢吃辣的、酸的食物，还会觉得这和胎儿的性别有关系。其实所谓的"酸儿辣女"是不科学的，我们不要去妄加猜测。

第三，胸部不适。很多女性会觉得胸胀、不舒服，乳晕的颜色也会加深。

第四，体温变化。如果女性有监测基础体温的习惯，就会发现体温会升高，直到孕中期才会恢复到原来的正常体温。

如果女性出现了以上这些身体反应，就可以判断自己可能是怀孕了。想要确认的话也很简单，可以用早早孕试纸来测试。如果平时月经很规律，也没有什么不舒服的症状，可以不必着急，等个两三周如果还没来月经，就可以到医院检查确认一下。

早孕反应和胚胎质量有关吗

怀孕后，女性由于体内激素的变化和精神状态的改变，会出现一系列症状，这就是"早孕反应"。最典型的症状有恶心、呕吐、厌油、疲倦、嗜睡、乳房胀痛等。这些症状一般不用进行特殊处理，怀孕 12 周后，随着体内 hCG 水平的下降，症状大多会自然消失，女性的食欲也会逐渐恢复正常。

不过，有约25%的女性在整个孕期都不会出现恶心、呕吐症状，此时她们又会担心，这是不是代表胚胎质量不好？其实，胚胎质量和早孕反应是否严重没有什么关系。就算恶心、呕吐的反应很严重，也不代表胚胎质量就一定好，更何况有时想吐也可能是消化系统疾病等引起的。想要真正判断胚胎质量的好坏，最直接的办法就是做B超，通常建议女性月经推迟2～4周，也就是怀孕6～8周的时候，可以去医院做个B超，看看早期胚胎发育的情况，也可以排除一下宫外孕。

孕吐突然消失，可能是宝宝在求救

恶心、呕吐这种早孕反应，通常在怀孕4个月之后会慢慢消失，但要是在3个月左右，尤其是在3个月内突然消失了，孕妇就要格外小心，因为这可能是胚胎停育的信号，也叫"胎停"。由此胚胎的活性消失，hCG水平就会下降，也就会导致早孕反应突然消失。

当然，我们也不能只根据孕吐反应这一项因素来判断是否出现了胎停，而是要靠B超来确诊。如果孕囊到一定大小迟迟不出现胚芽，或者胚芽到一定长度迟迟不出现胎心，也有可能胎心已经出现，过了一两周复查，胎心又没有了，都可以判断是胚胎停育。

　　绝大多数胚胎停育是因为胚胎本身的质量有问题，但也有一部分通过积极干预是可以保住的，尤其是既往有类似病史的女性，在备孕阶段就应该去做一些筛查。比如免疫、感染、内分泌、易栓症等因素引起的胚胎停育，如果在备孕前或者怀孕后进行积极干预，是有可能保住胚胎的。

孕早期准妈妈如何做 B 超

　　怀孕期间，B 超是一项必不可少的常规检查。很多女性往往不太清楚该从什么时候开始做第一次 B 超。如果平时月经是规律的，一般建议在怀孕的 6 ~ 8 周，也就是月经过期 2 ~ 4 周的时候去做 B 超，最晚不要拖过怀孕 12 周。如果女性有肚子疼或不规则的阴道出血，那就要根据医生的判断，尽早做 B 超检查。

　　能不能不做 B 超呢？建议做，因为孕早期 B 超检查有下面这些作用。第一，可以判断是不是宫外孕。第二，可以推算孕周，因为早孕期 B 超测出的胚胎大小对应的就是它真实的大小，尤其适用于月经不规律的女性，我们可以据此推算出正确的预产期。第三，看看胚胎胚囊到底是好是坏，能否存活。有时候月经不准的女性，一次 B 超可能还不能确诊，需要隔一两周再做一次 B 超。

第四，看看胎儿的数目到底是单数还是双数，有没有三胞胎、四胞胎的可能。第五，看看子宫和卵巢有什么问题，比如，发现了子宫肌瘤，就可以根据肌瘤的性质、大小、位置和生长速度决定处理方式。而到了孕中晚期，尤其是孕晚期做 B 超时，子宫肌瘤或卵巢囊肿有时候会被胎儿挡住，看不清楚。

孕期能摄入海产品、可乐、燕窝吗

怀孕之后，女性在饮食上都会特别谨慎，觉得很多东西都不能吃。比如，有的女性担心吃了海产品会容易流产。其实海产品是可以吃的，但最好吃烹熟的海产品，因为生的可能带着一些病原体，会对胎儿造成不利影响，甚至可能造成流产、胎儿畸形等。当然，要是能保证生鱼片等食物是非常卫生干净的，那也可以正常食用。事实上，海产品富含优质蛋白质、不饱和脂肪酸，对孕妇和胎儿都非常有益，所以推荐孕妇每周要吃 2 ~ 3 次海产品。还有一些贝壳类的海产品可能重金属超标，适量吃即可。

那么，怀孕了还能喝可乐吗？可以，但要适量。有些孕吐严重的准妈妈会把可乐当成止吐的"偏方"，建议分多次、每次少量地喝一点。但要是有妊娠期糖尿病，则要控制好整体热量的摄入，含糖高的可乐是不能多喝的。

还有的女性想知道怀孕了要不要吃价格昂贵的燕窝。如果经济条件允许的话，吃点燕窝满足口腹之欲当然是可以的，但要指望它有多少保健的作用就算了。何况市场上的燕窝良莠不齐，要是买到假燕窝或劣质品更是得不偿失，所以与其追求昂贵的滋补品，不如合理安排饮食为自己和胎儿补充营养。

怀孕的时候能不能喝茶

有的女性平时有喝茶的习惯，而喝茶对人体也有很多好处。那么在怀孕后，还能不能继续喝茶呢？其实是没有问题的。虽然2018年《中华预防医学杂志》上发过一篇文章，说多喝茶的女性生出的宝宝体重可能会比别的宝宝轻一点，但并没有什么大的问题，所以对此不用过于担心。

不过，国际上的指南对于每天摄入的咖啡因有一定的规定，最好不超过400毫克。但我们很难去计算具体数值，因为茶的浓淡不一样，每次喝下的量也不相同。从检验数据来看，绿茶的咖啡因含量稍微低一点，相对也会安全一些，所以不论是在备孕期间，还是在怀孕期间，都可以喝少量的淡绿茶，这样不仅能够增强心、肾功能，促进血液循环，还能增进食欲，帮助消化，预防妊娠水肿。但要避免喝浓茶，以免咖啡因超标，因为摄入太多咖啡因可能会刺激胎动，甚至可能影响胎儿发育。而且浓茶中的鞣酸会与铁元素结合成一种不能被机体吸收的复合物，妨碍身体对铁的吸收，从而可能引起妊娠贫血，这一点是需要特别注意的。

怀孕期间能不能吃胎盘

胎盘是胎儿的附属器官，能够接收来自妈妈的营养，然后把宝宝产生的一些有毒物质传回到妈妈体内，请妈妈帮忙排出体外。当然在孕期，胎盘还能产生很多激素，包括12醇黄体酮和催乳素等，因此，它就被当成一种神奇的保健品。人们认为体质弱、容易哮喘、老是滑胎（流产）的人可以吃一点，甚至中医中的一味药材"紫河车"，其实就是由胎盘加工而成的。

那么，吃胎盘真的对身体有好处吗？显然不是的。虽然胎盘有很多激素，但是除非人们敢直接生吃它，这些激素才有可能被身体吸收一部分，但这显然是极不卫生的做法，人们也不可能这么去做。现在很多研究证实，食用胎盘根本没有所谓的强身健体的作用，也不会推动妊娠的进程。更何况胎盘大多数需要制成粉末或胶囊，或加工成食物等来食用，而在加工的过程中，激素已经失去活性了，这更没有食用的必要了。

目前，胎盘被当成医疗废弃物，经过层层审核之后就会拿去销毁。所以如果吃到了被称为"胎盘"的东西，那很可能是黑加工厂制作出来的。如果胎盘供体存在传染性的病毒，或是胎盘在加工的过程中受到污染，食用后更是对身体有害无益，所以没有必要去冒险。

孕期拍了X光片，要不要流产

有的女性在拍了肺部X光片或肺部CT后发现自己怀孕了，就会非常焦虑，想知道这会不会造成胎儿畸形，有没有必要流产。

其实，抛开剂量去谈X光的副作用是不正确的。美国的医学指南指出，任何一个孕周从刚怀孕一直到足月，至少要连续拍2500张肺部X光片或6张肺部CT才会引起胎儿畸形。在怀孕期间，如果有必要做CT或者X光片，大家也不用紧张，孕妇还会穿上铅围裙，这也能起一定的保护作用，所以我们不必为偶尔的一两次X光检查过度惊恐。当然，在已知怀孕的前提下，能不做就别做了，这样大家都放心。

如果拍了X光片或肺部CT之后检查出怀孕，也没必要去做流产，更没必要等3个月再去备孕。另外要说一点，就算没有做过X光、CT检查，也没有接触过任何辐射源，也不能保证胎儿肯定没有问题。因为在自然情况下，胎儿或新生儿还是会存在一定比例的出生缺陷，而拍一次 X 光片或者 CT 并不会额外增加胎儿的健康风险。

艾滋病妈妈能生宝宝吗

艾滋病病毒，又称人类免疫缺陷病毒（HIV），主要有三个传播途径：第一是没有保护的"爱的鼓掌"；第二是血液传播；第三是母婴传播。这就意味着有 HIV 的孕妈妈，在怀孕期间，或是在分娩过程中和产后哺乳阶段，有可能把病毒传给宝宝。

这听起来很吓人，但其实并没有那么可怕。的确，如果我们没有采取干预措施，在正常情况下，母婴传播的概率是15% ~ 45%，但要是采取了积极的措施，这个风险就会下降到不到 2%，是一个极低的概率。因此，携带 HIV 的女性也是有机会结婚、生育的。

如果女性在孕前或孕期发现感染 HIV，应当及时进行抗病毒治疗。如果病毒拷贝数高，最好在 38 周选择剖宫产；如果拷贝数低也可以顺产，但在顺产过程中要避免人工破膜，不要侧切，也不要上产钳，这样能够减少母亲的血液传染宝宝的风险。宝宝在出生之后，短期内还要接受抗病毒的预防性治疗，同时不能吃母乳。

保胎一定要卧床休息吗

有种保胎方式是亲戚朋友，甚至一些医生都非常推崇的，很多女性可能也采用过，那就是卧床休息。最夸张的时候，有的孕妇甚至吃喝拉撒都在床上进行，可事实上，很早就有研究证实，卧床休息对于保胎并没有什么用处。在保胎的时候，孕妇完全可以正常活动，如果孕期没有特殊状况的话，还可以进行适当的运动锻炼。

有约 2/3 的流产其实是因为胚胎本身的质量有问题，这是一个自然淘汰的过程，在这种情况下，卧床休息不但不能达到保胎的目的，反而会引起一些并发症。比如，长期卧床，很少活动，容易造成便秘，而用力排便会压迫子宫，可能引起流产；躺得多、动得少会让血液循环减慢，也会降低身体的免疫力，有可能造成孕期的血栓，更加危险；另外，长时间卧床不动，还会影响孕妇骨骼和肌肉的正常功能，产后可能出现下肢无力的情况。

卧床休息其实只对一些特别少见的情况有一定的作用，比如宫颈机能不全，或是胎膜早破等，但其他绝大多数情况根本不需要卧床保胎，这是大家应当清楚的一点。

怀孕需要抽血查 hCG 和黄体酮吗

不少女性一怀孕就去抽血查 hCG 和黄体酮，其实正常的怀孕根本没必要抽血检查，只要小便阳性、月经过期 2 ~ 4 周后去做 B 超检查就可以了。但是，如果有先兆流产或宫外孕表现，则要动态查下 hCG，因为它能够反映胚胎的活性，帮助判断胚胎好坏或是否宫外孕。

常规监测黄体酮就更没有必要了，因为在孕早期，黄体酮主要是由卵巢的黄体产生的，它存在脉冲性的分泌规律，同一天上午跟下午查的结果有可能差别很大，所以不能单纯因为黄体酮低就说胚胎不好。同样，如果只是因为黄体酮低就用黄体酮保胎，却不考虑是否有其他的问题，也是不正确的。当然，临床上确实有一些需要用黄体酮保胎的适应证，包括阴道出血等先兆流产表现或是既往月经不规律考虑有黄体功能不全的患者，以及有复发性流产的患者等，可以考虑用黄体酮进行保胎，会起到一定的作用。

孕妇能不能接种 HPV 疫苗

　　人乳头瘤病毒疫苗，也叫 HPV 疫苗，接种后能够刺激人体免疫系统产生保护性抗体，可以预防感染 HPV。那么，孕妇能不能接种这种疫苗呢？

　　首先必须明确一点，我们没有办法给孕妇注射 HPV 疫苗来做临床研究，因为这是违反伦理道德的行为，所以现在缺乏这方面的安全性数据，因此不建议孕妇去接种，以防范一些未知的风险。

　　在备孕阶段，我们也不建议去接种 HPV 疫苗。我们一般建议打完三针，一个月后再去备孕，或者等产后再接种 HPV 疫苗。

　　当然，现实中的确存在接种期间发现怀孕的例子。比如，有的女性打了一两针后发现自己怀孕了，难免就要纠结这会不会对宝宝有不好的影响，后续的接种是否要继续进行。根据目前的结果可以看到，在这种情况下出生的宝宝跟其他宝宝没有明显差别，所以也没有必要去终止妊娠，但最好立刻停止后续的接种，等分娩完成后接种剩下的几针。

怀孕期间还能坐飞机吗

在怀孕期间，有些孕妇出于工作或是其他原因需要出远门，还要坐飞机。这时候孕妇可能会比较担心这会不会对自己和胎儿造成不好的影响。

在一般情况下孕妇是可以坐飞机的，但要是有流产的表现或是前置胎盘，或者曾经有宫颈机能不全，或者有复发性流产的情况，就不建议长途奔波，以免过度劳累，引发意外。孕期久坐不走动容易诱发血栓，所以在飞机上每坐 40～50 分钟，建议起身走动十几分钟。

如果孕妇对自己的情况不太确定，也可以咨询产科医生，请医生从专业的角度做一下评估，看看自己是不是可以安全出行。另外，航空公司在孕妇乘坐飞机方面也会有相关规定，比如孕妇临产在即，或是产后不足 7 天，很多航空公司都会拒绝，至于对临产时间的具体界定，有的航空公司定在孕 28 周，有的定在孕 32 周。所以在计划乘飞机出行前，孕妇要先了解一下航空公司的规定，再合理安排出行。

子宫肌瘤、卵巢囊肿会不会引发流产

有的女性会问，子宫肌瘤会不会引发流产。我就被问到过这样的问题，有个在孕 26 周流产的患者，在检查时发现子宫里有个超过 7 厘米的大肌瘤，她就怀疑流产是肌瘤引起的。

的确，肌瘤有可能是引起流产的一种原因，因为孕期体内雌、孕激素非常高，所以子宫肌瘤一般都会比非孕期生长速度快。在肌瘤生长过程中，会出现腹痛，诱发宫缩，有可能引起流产。不过，大多数时候，子宫肌瘤不影响怀孕。这个 26 周流产的患者，也有可能是出现了宫内感染，引起胎膜早破或宫颈机能不全，进而导致流产。具体是什么原因，需要进一步检查后才能确定。

那要是孕期肌瘤长得特别大，能不能做手术把它剥离呢？一般也不大主张，因为孕期手术本身也可能诱发流产。另外，怀孕的时候子宫充血，这时候做手术不好止血，万一手术时血止不住，后果不堪设想。而且肌瘤剥离后，伤口的愈合速度如果跟不上子宫增大的速度，就可能引发子宫破裂。因此，不建议在孕期做手术处理肌瘤。

子宫肌瘤一般也不影响顺产，除非肌瘤长在子宫下段，影响胎头下降，进而影响到产程，所以没必要因为子宫肌瘤去做剖宫产。更何况，就算是有产科指征需要做剖宫产，有的医生在处理时也会慎重剥除肌瘤，因为在剥离肌瘤时有可能加重出血，甚至不得不因此切除子宫。所以患者完全可以在顺产之后过几个月，等怀孕的激素影响消除后，再去复查，如果需要开刀，完全可以通过腹腔镜进行手术，而不会在腹部留下大的刀疤。

那么，在孕期发现了卵巢囊肿，又该如何处理呢？我有一个孕16周的患者，在检查中发现有个8厘米的卵巢囊肿。实际上在刚怀孕的时候就已经发现这个囊肿有5厘米大了，但当时是孕早期，不建议进行卵巢囊肿手术，因为这时候胚胎相对脆弱，容易诱发流产。后来随着孕周的增长，囊肿也在增大，我建议她立刻接受手术治疗将它剥离掉。

之所以选择在孕16周做手术，是因为此时开刀不容易流产，相对比较安全，而且子宫也不是特别大，腹腔有足够的空间给医生进行手术操作。另外，如果不开刀剥离囊肿，它有可能被增大的子宫继续挤压，某一天突然破裂或是被挤得扭转，可能就需要急诊开刀，那时候就会更加被动。

当然这时候开刀也有一定的风险，毕竟手术本身就有引发意外的可能，而且术中还要用到一些麻醉药，也缺乏足够的数据证实它对胎儿是安全的，但是根据既往的一些临床数据，这种风险还在可接受的范围内，应该说问题不是很大。此外，术后注意休息和保胎治疗的话，孕妇和胎儿也不会受到额外不良影响。

"一孕傻三年"是真的吗

我们可能都听过"一孕傻三年"的说法，指的是孕期及产后的一段时间，女性短时记忆、语言记忆能力都会有所下降，还会有注意力不集中的情况，对于事物轻重缓急的判断能力也会出现一些问题。其实，不仅中国人有这种说法，国外也有类似的说法，这到底是怎么回事呢？

这种情况可能与几个原因有关：

第一，心理暗示作用。大家都在说"一孕傻三年"，女性难免会接受这种观点的暗示，将自己身上出现的一些小小的改变，如精神不佳、思维不太活跃等，都当成是"孕傻"。可实际上，科学研究早已证实孕期及产后女性的智商并没有下降。

第二，生理因素的影响。孕期及产后体内激素发生巨大波动，容易引发很多情绪问题，如焦虑、抑郁等，产后抑郁症的发病率也比较高，会表现出易疲倦、主动性降低、创造性思维受损等症状，也有可能被当成"孕傻"。

此外，在很多家庭中，照顾新生儿的任务往往是由妈妈承担，如果爸爸不积极参与，妈妈就会十分疲惫，产后也休息不好，睡眠时间少，睡眠质量不能保证，在这种情况下，记忆力减退、注意力不集中也是难免的。因此，要想缓解这方面的问题，应该让全家积极地行动起来，照顾好"新"妈妈和宝宝，尤其是爸爸，一定要参与其中，不仅要让妈妈在产后得到充分的休息，还要给予她精神上的抚慰和关爱，才能让妈妈保持精神愉快、思维活跃、身体健康。

第四部分
更年期与激素：安然度过“第二春”

第十章　未雨绸缪度过更年期

月经不来，是不是绝经了

月经不来，就是绝经了吗？答案是否定的。40岁以后的女性一年不来月经，排除其他内分泌问题和怀孕后，才可以判断是绝经，如果只是单纯地一年不来月经，就不能肯定是绝经。

事实上，很多内分泌问题都会导致不来月经，比如多囊卵巢综合征、甲状腺功能减退等，只要女性的卵巢储备功能还在，就还是会有来月经的可能。这就好比我们在银行里存了很多钱，但是因为一些问题存款被冻结，暂时取不出钱来，此时只要把引起存款冻结的问题解决，还是可以从银行里取出钱来的。

有些女性，因为某些疾病用了闭经针或者曼月乐环，但是卵巢功能还正常，只要把药停了或把环取了，月经就会恢复。还有一些女性，因为疾病把子宫切除了，或是因为子宫内膜损伤，出现了严重的宫腔粘连，也会出现月经不来的问题，但是卵巢并不受影响，还是在源源不断地产生着激素，这也不能算是绝经。

绝经越晚，是不是老得越慢

中国女性大概在 49.5 岁绝经，有些女性希望晚点绝经，觉得这样可以老得慢一点。这种说法有一定道理，但是太晚绝经并不是一件好事。

比如，女性如果超过 55 岁还没有绝经，就要引起重视。因为在自然月经状态下，雌激素相对比较高，尤其是排卵前和排卵后更会出现雌激素高峰，而雌激素的长期刺激，容易引发乳腺和子宫内膜方面的疾病，所以超过 55 岁还没有绝经的女性，体检时一定要重视乳房和子宫的检查。

当然，太早绝经也不好，因为身体缺少雌激素的年限太长，容易出现骨质疏松和心血管方面的问题，所以在 49.5 岁左右绝经是比较好的情况。出现绝经时，女性也不用害怕，可以适当地补充雌激素和孕激素，这些激素补充的剂量很小，是自然月经状态下的二三十分之一，而且使用的都是天然的激素，相对来说比较安全。

绝经了就可以不取节育环吗

绝经了是不是就可以不取节育环了呢？上一辈的很多女性是靠宫内节育环来避孕的，这种节育环有一定的使用期限，有的七八年，有的十几年，还有一些金属材质的使用期限比较长。但不管是哪种节育环，我们都建议到期限就取出来。要是一直将节育环放在体内，因为绝经后缺乏雌激素，子宫会慢慢萎缩变小，节育环就很容易引起子宫嵌顿穿孔，有时甚至可能穿到肠子里去。因此，在月经半年不来时，就可以考虑把节育环取出来。

如何判断是否进入更年期

怎样判断自己是否已经进入了更年期呢？有的女性出现了潮热盗汗、容易胡思乱想、乱发脾气，还有睡不着的情况，就认为是更年期到了。但是更年期另一个表现可能先于这些症状出现，那就是月经周期变化 ≥ 7 天，比如原来是一个月左右来一次月经，现在变成 20 天来一次，或者 40 天，甚至 2 个月才来一次。在排除怀孕的前提下，10 个月里出现两次这种情况就意味着进入了更年期，也就是医学上所说的"围绝经期"。它的本质是卵巢的储备功能开始衰退，等到正式衰竭不能产生足够的雌、孕激素，月经就会彻底不来。如果月经超过一年不来，就叫"绝经"。

除了月经周期紊乱，女性还可以对照以下这四大表现判断自己是否进入了更年期。

第一，潮热出汗。女性从胸口、颈部到面部皮肤潮红，继而出汗不止，每次持续几分钟，一天内发生的频率不一样，严重者可能每隔一会儿就要擦一下汗。

第二，自主神经紊乱。比如，出现失眠、耳鸣、胸闷、心慌等。

第三，出现认知能力和情绪方面的症状，如记忆力减退、精力不集中、情绪容易波动、乱发脾气、焦虑、抑郁等。

第四，有阴道感染、同房痛、尿频尿急等症状，去检查又没有尿路感染，其实这些可能是泌尿生殖道萎缩的症状。

还有一些女性出现莫名其妙的不舒服，到相应的专科检查后查不出异常，就要考虑是不是更年期引起的。

中国女性平均的绝经年龄大概在49.5岁，但现在绝经的年龄出现了两极分化的情况：有的女性生活得比较舒心，有可能到55岁，甚至60岁还有月经；有些女性压力很大，天天焦虑，为家庭、事业辛苦奔波，可能40岁出头就绝经了，甚至40岁之前就出现了卵巢早衰。如果不想这么早就进入更年期，有什么好的办法呢？

目前没有一种方法确定能够延缓更年期，但是我们可以采取一些措施，可能可以保护卵巢功能，比如，保持良好的作息，不熬夜，不抽烟，经常进行适量的运动，保持心情愉悦，多吃蔬菜和水果，等等。如果女性因为一些状况需要口服短效避孕药，服用时间长可能也有利于延缓卵巢的衰退。但不管采用什么方法，进入更年期、绝经都是一个不可阻挡的生理进程。现代医学在这方面的建议是适当补充雌、孕激素，这里用的基本上都是天然的激素，跟人体内含有的激素的结构成分很相近或完全一样，而且用量非常小，所以基本上不会刺激身体，极少有不良反应。

更年期的健康问题知多少

我们之所以要重视更年期，是因为在这个时期，女性体内的雌激素、孕激素不足，会带来多方面的问题，影响身体的健康。这些问题大致可以归纳为以下四类：

第一，让别人不舒服的问题，这也是更年期最让人诟病的一方面。比如说，乱发脾气、易激怒、动不动就发火，这会让身边的人大呼"受不了"。

第二，让自己感到难受的问题，包括燥热出汗、胸闷、心慌、关节酸痛、睡不好觉等。有的女性还会有皮肤上的感觉障碍，比如会感觉像有蚂蚁在身上爬。

第三，只有夫妻之间才知道的问题，比如"爱的鼓掌"欲望下降，同房时不舒服等。这是因为雌激素对阴道和尿道黏膜也有保护作用，如果雌激素缺乏，黏膜变薄、变干，同房时就会很不舒服，女性会感觉刺痛，甚至火辣辣地痛，久而久之就会失去对这方面的需求。有些女性还可能容易尿频尿急，但是去泌尿科检查却没有尿路感染，这也可能是更年期的问题。

第四，静悄悄出现的问题，有时要到出现了严重的并发症，我们才会发现这些问题，比如阿尔茨海默病、骨质疏松、心血管意外等。像骨质疏松就被称为"沉默的杀手"，很多女性都没有意识到自己有骨质疏松的问题，但是绝经之后的中老年女性骨质疏松的发病率非常高，比男性高很多，很可能只是滑了一跤就引起了骨折，这时女性才会意识到骨质疏松的可怕之处。也有一些女性的身高会慢慢变矮，还会出现驼背，这是脊柱的压缩性骨折，也是骨质疏松的一个并发症。再如心血管问题，它也是悄悄出现的。女性在有月经的时候，心血管疾病的发病率比男性低很多，绝经之后就会慢慢"追上来"。

上述大多数症状是不可逆转的，而且会越来越重，所以对更年期我们一定不能忽视，而是要用现代医学的方法去管理它。在人类历史上，更年期一直不是什么大问题，因为在古代或近代，人类的平均寿命都很短，可能还没有经历更年期，生命就走向了终结。但是到了现代，人类的平均寿命延长到七八十岁，更年期也慢慢成为一个问题，因为女性40多岁之后可能就会出现更年期症状，到50岁左右绝经。如果寿命达到80岁的话，余下的三十几年就会有接近1/3，甚至一半时间会处在更年期或绝经后的状态，这个时间如此漫长，所以我们更应积极采取措施，让自己能够以一个更加舒适的状态度过更年期。

学会这几招，平稳度过更年期

更年期的各种症状很让女性头疼，但我们只要学会下面这几招就能让自己平稳度过更年期。

第一，进入更年期，由于卵巢功能衰退，不能产生足够的雌、孕激素，会引起很多症状，如潮热盗汗、乱发脾气、睡不着、关节酸痛、阴道干涩、同房不舒服等，所以只要把相应的雌、孕激素补上就可以改善一些症状。

第二，在生活方面要做相应的调整，如不要熬夜，保证充足的睡眠，还要保持规律的中等量的运动，比如广场舞，它就很适合处于更年期的女性，既能保证运动量，又有交际的功能，可以帮女性舒缓情绪，每周最好坚持跳4～5天，每次跳半小时以上。此外，快走、慢跑、游泳、打球等运动也很适合更年期女性。

第三，在饮食上，女性要多吃点富含钙的食物，如牛奶等；

还可以多吃点富含优质蛋白质的食物，如鸡蛋、海产品、豆奶等；蔬菜、水果也要适当多吃一些；烟酒尽量不碰；红肉、腌制食品则要尽量少吃。

第四，心情要保持舒畅，平时可以多想点开心的事，不要反复回想那些不愉快的小事，以免让自己更加烦躁不安。

第五，减少环境中内分泌干扰物的影响，比如，空气中的甲醛就值得警惕，它在装修环境中含量比较多；经常使用塑料制品也有很多不好的影响；此外，女性还要注意避免接触农药。

第六，年轻女性可以稍微抑制一下排卵，以减少卵泡的消耗，比如，在条件允许的情况下，可以吃短效避孕药，这对推迟卵巢功能衰退有一定的帮助。

更年期月经不调如何处理

更年期有两种月经不调是最可怕的。第一种就是月经量大，这个时期由于卵巢功能衰退，孕激素不够，但是雌激素相应地还有一些量，就会刺激子宫内膜不停地增生增厚，但又缺乏孕激素来转化它，让月经正常来。这就好比水库蓄满了水，还继续往里面加水，直到某一天水坝崩塌，水会汹涌而出。这种月经不调可能会引发大出血，让女性脸色苍白、头晕，甚至还会晕厥、休克。

这时要马上去医院，否则可能危及生命。

第二种就是月经持续时间特别长，量一会儿多一会儿少，这个时候也要考虑会不会有子宫内膜癌或者宫颈癌的问题。

当然，这两类月经不调也有可能是子宫肌瘤或子宫腺肌病引起的，想要确诊也很简单，可以去妇科检查宫颈 TCT、HPV，还可以做阴超，必要时要做宫颈活检或子宫内膜组织的活检，后者也就是诊刮。

诊刮，就是将刮勺经阴道从宫颈管伸进子宫，刮取子宫内膜组织去做检查。诊刮有两大作用：第一是紧急止血。如果出血特别多或者拖的时间特别长，用药物治疗效果也不好，这个时候做诊刮大多很快会止血。第二是帮助了解子宫内膜有没有病变。有子宫内膜癌高危因素的女性（如肥胖、不育、糖尿病、高血压、高血脂等），更加建议诊刮，只有通过诊刮子宫内膜组织研究病理才能最后确诊。但是诊刮疼痛感比较强烈，怕疼的女性可以申请接受麻醉，在无痛的情况下去做诊刮。不过要是出现了大出血，情况非常紧急，根本来不及麻醉，也只能直接去做诊刮。如果出血不多，也可以考虑在宫腔镜下做诊刮，这样看得比较全面，不容易漏诊一些病变。还有一点要注意，如果半年之内做过诊刮，患者又没有肥胖、糖尿病这些高危因素，B 超也显示没有特别严重的改变，就不用在短期内反复诊刮，而可以考虑用各种药物来止血、调经。

更年期为什么还要重视避孕

虽然更年期之后女性生育能力明显下降，但不是丧失生育能力，不能保证不会出现意外怀孕的情况，所以我们还是要做好科学的避孕。

这个年龄的女性有一部分可能子宫里还放有节育器，只要节育器还在使用期限内，就可以放心大胆地去"爱的鼓掌"。如果没有放节育器，则首推用避孕套避孕，也就是在性生活的全程都要使用避孕套。至于短效避孕药则不推荐，虽然短效避孕药没有明确的使用年龄上限，但一般不建议45岁后服用，因为它会让血栓的风险增加。紧急避孕药就更加不推荐了，女性40岁以后就不建议服用了。此外，这个阶段也不主张做皮埋，因为可能会干扰内分泌。

有的女性说："我本来就不打算再生小孩，能不能做结扎呢？"这也是没有必要的，因为过不了多久可能就绝经了，为了这么短时间的避孕作用去做一个手术，显然是不划算的。

进入更年期后，还能不能生孩子

进入更年期后，女性的卵巢功能开始走"下坡路"，卵子的数量和质量都会有所下降，但这并不意味着女性就彻底没有了生育能力，只是生育相对比较困难，一方面是不容易怀孕；另一方面是容易流产，且孕产过程中并发症相对也会多一些，胎儿也容易出现各种各样的问题。

如果女性真的想在这个阶段尝试怀孕，建议先做一下卵巢储备功能的评估，包括窦卵泡计数检测、抗缪勒管激素检测等，同时建议男方也去做一做检查。这个时候，大多数女性可能需要用到辅助生殖的手段，比如试管婴儿，才能满足自己当妈妈的心愿。

因此，我们一直强调 20 ~ 35 岁是女性最佳生育年龄，不要超过 35 岁。如果不是真的"条件不允许"，还是建议大家在这个年龄段尝试怀孕，因为成功率和胚胎的质量在此时都是最高的。

第十一章　身体离不开的激素

激素不可怕，人体离不开它

大家可能看过这样一个新闻，问题面霜让宝宝变成了"大头娃娃"。这是因为这种面霜里含有一种糖皮质激素，如果长期大量使用，可能会引起水钠潴留，造成肥胖，形成"满月脸"。说到这里，大家可能会觉得激素很可怕，其实并不是这样，就算是糖皮质激素，如果在医生的指导下正确使用，也可以成为治病的良药。很多免疫性疾病，比如系统性红斑狼疮，就是靠它来治愈或控制病情的。

人体中有很多激素，像大家所熟知的胰岛素、甲状腺激素、雌激素、孕激素等。如果没有足够的雌、孕激素，女性是不能来月经的，也不能正常地怀孕生宝宝。所以有时候内分泌出现问题了，医生会用相应的雌、孕激素进行调理。对此大家不用害怕，只要在医生的指导下使用激素就是安全的，反而是那些来历不明、宣称功能十分强大的保健品才应当引起我们的警惕，因为其中可能添加了激素，而激素超量使用，或是使用了不符合人体需要的激素，都会对身体造成损害。

雌激素低，会有什么表现

雌激素对于女性来说至关重要，维持第二性征的发育及身体绝大多数组织器官的功能都离不开它。而且每月的月经和以后的怀孕也都需要雌激素。

雌激素主要是由卵巢产生的，在卵泡发育过程中，卵巢会不停地产生雌激素，在正式排卵前有一个雌激素高峰。在排出卵子之后，卵泡这个部位会慢慢形成黄体，黄体继续产生雌激素，再加上孕激素，一起为受精卵着床做准备。但在绝大多数情况下，卵子没有与精子相遇，这个机会被"浪费"掉了，黄体就会萎缩，雌、孕激素下降，增厚的子宫内膜支撑不住，就会来月经了。所以只要女性月经周期相对规律，有卵泡发育，一般就不会缺少雌激素，就算在月经期雌激素水平下降，也只是暂时几天，后面很快就会恢复。

那么，雌激素不够会有什么样的表现，我们又该如何知道雌激素够不够呢？首先，我们应当明确一点，如果在月经期查雌、孕激素，其水平肯定是略低的，这属于正常情况，没有必要盲目补充雌激素。

真正的雌激素低常见于以下几种情况：

第一，内分泌紊乱。像患上了多囊卵巢综合征、高催乳素血症等，卵泡不能发育，所以雌激素产量很低，子宫内膜也很薄，这时候可以用促排卵的办法让卵泡发育起来，内在的雌激素产量自然而然就会提升。如果暂时没有生育计划，可以用短效避孕药调理，低剂量补充雌激素，够用即可。

第二，卵巢功能衰退。比如出现了绝经、卵巢早衰，卵巢的卵泡储备逐渐消耗，雌激素水平低，还会出现月经量变少、周期延长、潮热盗汗、胸闷、心悸、骨量减少、阴道干涩等症状。因为这些器官或功能都受到雌激素的保护，雌激素不足自然会出现很多问题。这时候就需要人为地补充雌、孕激素，来缓解这方面的症状。

第三，用药的影响。一些疾病，像子宫内膜异位症、子宫腺肌病等，或是打闭经针后，也会出现类似绝经的症状。如果症状比较严重，需要少量补充雌、孕激素来求得缓解。对此，医生需要结合患者的临床表现进行判断，低雌激素相关的症状是最关键的，还可以结合抽血查雌激素和促卵泡激素来综合考量。不过这些情况是暂时性的，停针之后慢慢会恢复原样。

有的女性会问，自己皮肤暗黄没光泽，睡眠质量不好，是不是雌激素不足造成的。虽然雌激素对于皮肤保持水润柔滑、改善睡眠都有一定的帮助，但出现这些问题不一定是因为雌激素不足，也有可能是接受了过多的光照，频繁熬夜，或是其他原因引起皮肤状况欠佳。至于睡眠不好，有可能是心情焦虑、烦躁，考虑问题太多引起的。只要月经比较规律，就不用去担心雌激素方面的问题。

如果女性还是觉得不踏实，可以去检测雌二醇，它是体内雌激素最主要的活性成分，一般在 40 ～ 50 pg/mL 的时候，大多数器官组织的功能都能得到保护。如果希望子宫内膜生长良好，一般要 > 50 pg/mL；假如 < 30 pg/mL，慢慢就会出现潮热出汗这种血管收缩引起的症状，还可能引发暴躁、乱发脾气等情绪问题；如果 < 20 pg/mL，时间长了就会出现骨量丢失。

不过，雌二醇的检测结果往往波动很大，相隔一两天或者同一天的上午、下午都可能测出不同的值来，所以一般很少会单纯用雌二醇来判断雌激素到底够不够，必须结合临床表现，主要看看有没有低雌激素的症状，促卵泡激素有没有升高，抗缪勒管激素有没有下降，才能得出比较可靠的结论。

吃激素会让女性变胖吗

并不是所有的激素都会让人变胖。会引起发胖的激素是肾上腺皮质激素，包括强的松、甲强龙、地塞米松、氢化可的松等，这些激素经常用于治疗免疫性疾病，比如有些小孩患有肾炎，长大之后可能出现"满月脸"症状，这就是使用这些激素引起的不良反应。但是妇产科用的雌、孕激素，包括一些短效避孕药，更年期用的激素补充治疗，还有平时保胎用的黄体酮之类，一般是不会让人发胖的。以前有一些合成的雌、孕激素，吃完后可能会引起水钠潴留，会造成水肿、体重增加，但现在这些激素很少会出现这些不良反应，甚至有些使用了新型孕激素的短效避孕药还有排水排钠的作用，不但不会增重，反而会让体重变轻，有助于女性保持身材。

当然，在现实生活中，的确有些人吃完雌、孕激素后体重增加，这主要有几种可能：首先，雌、孕激素有可能改善女性的胃口，如果不注意控制饮食，就会不知不觉摄入过多热量，再加上平时吃得多动得少，难免会引起发胖，可这种发胖并不是激素本身造成的。其次，一些处于更年期或者围绝经期的女性，用雌、孕激素补充治疗后体重还在增加，但这同样不是激素造成的，而是由于绝经后雌、孕激素不足，导致体内的代谢出现紊乱，使得脂肪重新分布。这时补充雌、孕激素不但不会让女性变胖，还会让女性在变胖的路上"走得慢一点"。另外，更年期补充雌、孕激素对糖尿病还有一定的预防作用，会降低它的发生率。因此，如果出现肥胖，我们不要把"罪名"都推给雌、孕激素，而是要注意管住自己的嘴、迈开自己的腿，才能避免体重持续增加。

女性为什么缺不了雄激素

女性的卵巢是产生性激素的主要器官，这些性激素包括雌激素、孕激素，还有一部分雄激素。雄激素对于维持女性的精力和性欲望是非常重要的。

雄激素主要来源于肾上腺皮质，卵巢产生的只是一小部分，但这一小部分非常关键。很多人可能不知道，性激素合成的前提是胆固醇。胆固醇在卵巢里先变成孕激素，孕激素再变成雄激素，最后再变成雌激素，这就是三种性激素合成的一个大致途径。在排卵前，雄激素会有少许增加，以刺激女性去寻找机会繁育下一代。

但要是雄性激素过高，可能有多囊卵巢综合征、肾上腺皮质增生症等，导致内分泌紊乱、代谢紊乱，还会出现各种各样的并发症，如体毛增加、出现胡须、长出痘痘等，十分影响女性形象。

另外，体内雄激素水平不断升高，还会影响女性的正常月经，可能出现月经量减少、停经及闭经的问题，也会影响卵巢的正常发育，导致女性无法分泌出正常的卵子，降低怀孕概率。因此，雄激素过高的女性应尽早进行调理治疗，以免影响日后的生理和生育功能。

雌激素与更年期有什么关系

有的女性可能会觉得非常困惑，为什么抽血查雌激素水平很高，却出现了更年期的表现呢？

首先我们要知道，当卵巢功能耗竭，不能产生雌、孕激素时，就会出现正式的绝经。而在耗竭前的 3 ~ 5 年里，卵巢功能会呈现逐渐下降的趋势。在这个过程中，孕激素会率先不足，表现为各种各样的月经不调。雌激素很多时候只是相对不足，女性如果在这时候去抽血查雌激素，可能会查到比较高的水平，但也可能查到很低的值，而且上午查和下午查，今天查和明天查，都会表现为不一样的雌激素浓度。因此，我们很少单独凭借雌激素的浓度来判断是不是出现了卵巢功能衰退，而是需要结合促卵泡激素等的检测结果，再加上典型的潮热盗汗表现，排除能够引起潮热的疾病，才可以判断是围绝经期综合征，即更年期综合征。

那么，为什么更年期雌激素不足，但是月经来了却会大出血呢？事实上，在卵巢功能衰退的过程中，雌激素只是相对不足，并不是绝对不足，但是孕激素多数是真的不足。子宫内膜在雌激素刺激下不停地增生，有点像水库不停地蓄水，但又缺乏孕激素来抑制这种增生，因此，当"水库"支撑不住的时候，就会出现大出血。这时候月经已经失去了规律性，月经量相对比较多，或者经期比较长，而且更年期出现子宫内膜异常增生、子宫内膜癌的概率是年轻时候的几倍。尤其是肥胖的女性或者有糖尿病、高血压的女性，可能还需要做诊刮或宫腔镜来明确有没有子宫内膜的病变。

有的女性还会问："吃雌、孕激素能不能推迟绝经年龄？"答案是否定的。在围绝经期，即所谓的更年期，女性会出现各种各样不舒服的症状，这时候建议补充雌、孕激素来进行治疗。这虽然能够改善很多症状，却不会推迟绝经的年龄。因为绝经是卵巢上的卵泡耗竭之后出现的表现，我们补充雌、孕激素只是替代这方面的内分泌功能。也就是服药期间可以改善症状，停药后症状又会重新出现。因为卵巢的衰老是不可逆转的，我们没有办法把已经消失的卵泡重新"变回来"，所以雌、孕激素可能需要一直补下去，没必要对什么时候停药进行限定，只要女性每年体检都没有问题，也没有出现禁忌证，就可以继续服用。

进入更年期，如何补充激素

当女性的月经周期开始出现紊乱，同时出现潮热盗汗、胸闷、心悸、睡不好、焦虑、抑郁、阴道干涩、同房痛的时候，就应该开始补充激素了，但是这些激素都是处方药，应该到医院找医生排除禁忌证，再做一些必要的检查，才可以服用。

在选择激素进行调理时，应当注意遵循以下几个原则：

第一，最好选择天然的雌激素，它与人体成分接近，副作用最小，可以选择的有戊酸雌二醇等。不过大多数女性子宫还在，只吃雌激素是不够的，还需要配合孕激素才能更好地保护子宫内膜。我们一般会选择天然的或接近天然的孕激素，比如黄体酮、地屈孕酮，当然也可以选择使用曼月乐环。还有一种特殊的药叫替勃龙，它是单药成分，在体内可以代谢出三种成分，能够发挥雌激素、雄激素和孕激素作用，也是比较好的选择。如果女性已经停经大半年了，不想来月经，就可以用替勃龙。

第二，选择最低有效剂量。剂量越小副作用当然就越小，所以在剂量上，只要能缓解症状、保护骨骼和心血管就可以了，切勿超量服用。当然我们也不必刻意减量服用，比如将药片掰成1/4或者1/8大小服用，这样无法保证足够的摄入量，通常只要采取一般的低剂量即可。

第三，个体化选择用药方案。女性在更年期刚开始的时候可能只有月经不调的症状，单用孕激素调理月经就可以；也有些女性只有尿频尿急、阴道干涩、同房痛这些泌尿生殖道的症状，那只要在局部使用阴道的雌激素制剂就能解决问题；还有些女性血栓风险很高，比如父母都患过脑梗死、心肌梗死、肺栓塞，自己也比较肥胖，检查后发现动脉斑块很多，这时就可以选择经皮吸收的雌激素，同时一定要配合使用孕激素，以保护子宫内膜。

当然，如果能够用一种药物解决问题，就不要再用额外的药物，所以临床上使用复方药片可能更方便，也不容易吃错吃乱。具体怎么选择，女性一定要听从医生的指导，这样才能吃得安全，吃得安心。

更年期什么时候开始吃激素最好

我们一般规定女性年龄不超过 60 岁，或绝经年限小于 10 年，这两个条件只要符合一条，再排除禁忌证就可以开始用药。当然，最佳用药时间是绝经过渡期刚开始的时候，也就是开始出现月经期紊乱，同时有潮热出汗等症状时。

为什么会有这样的时间规定呢？这是因为如果女性体内缺乏雌激素的时间太长，比如超过 10 年，那么血管、骨骼还有大脑就会出现一些结构性的改变和异常，这时再用雌激素，不但效果不好，还可能会起反作用。因此，对于更年期症状，最佳的治疗方案是在体内雌激素出现明显"断档"前及时进行预防和治疗，这样效果是最好的，激素用药的不良反应也是最小的。

有的女性会问："豆浆里有植物雌激素，那它可以用来治疗更年期症状吗？"其实，植物雌激素主要就是大豆异黄酮，它跟雌激素的结构有一点像。雌激素一般要结合到雌激素受体才能发挥作用。我们可以把雌激素理解为一把钥匙，而雌激素受体是一把锁，钥匙把锁打开，雌激素的作用才能得到充分发挥。如果我们体内的雌激素还够用，也就是说，每一把锁上都配着钥匙，那么，补充再多的异黄酮也开不了锁，也就发挥不了什么作用。但要是在更年期或绝经以后，雌激素少了，钥匙也就少了，这时候补充一点大豆异黄酮，就可能打开一部分"锁"，发挥一些作用。当然，这种作用只有正常雌激素的 1/10 000 左右，个别女性潮热出汗的症状可能会稍微缓解一下，对于骨质疏松也有一定的预防作用，但都达不到用雌激素治疗的效果，所以我们不推荐大家用豆浆或者大豆异黄酮来治疗更年期症状。

更年期吃激素，什么时候可以停药

我们现在用的激素药相对都非常安全，只要定期检查，没有出现禁忌证，就可以一直吃下去，很多内分泌科的老专家在七八十岁还在吃，所以目前没有明确规定说什么时候必须停药。当然，女性要是真想停药也是可以停的，但是停药之后可能原来的更年期问题又会出现，所以一定要考虑清楚。

有的女性担心用激素药会引发乳腺癌。乳腺癌确实是女性最常见的一种癌症，在自然状态下所有癌症的发病率都排在它后面。

乳腺癌的发病机制很复杂，但更年期用激素药会不会引发乳腺癌，这个观点争论了几十年，但始终没有定论。目前对于更年期吃激素，公认的原则有三点：第一，尽量选择天然的或接近天然的雌激素和孕激素，这样做患乳腺癌的风险是最小的。第二，用药5年内患乳腺癌的风险跟不用药差不多，但是不能保证用药期间就一定不会得乳腺癌，因为它毕竟是排在第一位的癌症，激素药也没有降低乳腺癌的作用。虽然超过这个年限，乳腺癌患病风险会有少量的增加，一两千人中可能会增加一个，但是这种比例远远小于不运动、肥胖带来的患病风险。第三，在任何情况下用药都要权衡利弊，在这种副作用风险很小的情况下，如果用的激素药能够缓解更年期的问题，可以给更年期女性带来更多或很大的好处，就可以选择用药。

更年期吃激素，来月经好还是不好

更年期女性吃激素的时候，常会纠结到底是来月经好还是不来月经好。其实不管来不来月经，只要把激素补上，更年期的很多问题都可以解决，所以女性不必为此烦恼、焦虑。

在这方面，有几点建议可以跟大家分享一下：

第一，女性如果还处在"过渡阶段"，有时候还会有自然来的月经，这时候就算吃了不来月经的配方，也不会彻底阻断月经，因为此时卵巢还有一定的残留功能，所以一般是停经大半年以上，再考虑使用不来月经的配方。

第二，只要女性自己愿意，到六七十岁还想来月经，也有这样的配方，但这样做没有什么意义，因为月经并没有所谓的排毒功能，而且不来月经对大多数女性来说其实更"省事"。

第三，不来月经的配方每天都有一定的孕激素，对子宫内膜有持续保护作用，更有助于降低子宫内膜癌的风险。如果采用来月经的配方，周期性地来月经，有一段时间是没有孕激素保护子宫内膜的。因此，如果吃的时间长了，比如吃上十年，子宫内膜癌的患病风险会有所增加，不过增加幅度很小，几乎可以忽略不计。总的来说，两者没有太大的区别。

第五部分
妇科疾病：令人困扰的烦心事

第十二章　让人脸红的妇科检查

当医生问"你有没有性生活史"

很多女性都有这样的体会，到医院看妇科的时候，医生常会询问"有没有性生活史"，让女性觉得很是尴尬。其实，这不是医生"爱八卦"，而是因为性生活史是妇产科很重要的一个问诊内容。因为有没有性生活史，妇科检查的具体项目会略有不同。比如，没有性生活史的女性患者就不能做阴道的窥视，否则容易引起处女膜破裂，可能导致疼痛出血等。

另外，有性生活史的女性出现了月经不调或不规则阴道出血，医生就可以考虑与怀孕相关的疾病，需要去排除这方面的问题。

除了性生活史，妇产科医生还会问女性一些很隐私的问题，比如，"你生过小孩吗""是顺产还是剖宫产"。这种问题也是有特殊意义的，因为如果是顺产，可能就会有与顺产相关的一些高发问题，如有些女性可能容易尿失禁；如果是剖宫产，有的症状可能会和剖宫产子宫切口憩室有一定关系。此外，医生还会问"你流产过几回"，这是因为流产，尤其是人工流产次数多的话容易出现宫腔粘连，月经量会变少，也容易出现输卵管不通的问题。

假如女性有不孕症，医生可能还要问一下之前流产是和现在的老公还是和以前的男朋友发生的，因为这方面的信息也会给我们一些提示，看看是否存在免疫性不孕的问题。所以到了妇产科，女性一定要抛弃自己的矜持，千万不要讳疾忌医，对于医生问的一些问题，要如实地回答，以免耽误必要的诊断和治疗。

妇科检查有什么注意事项

即使女性没有不舒服的症状，也建议每年至少做一次全面的妇科检查，常规的妇科检查要避开月经期，检查前两三天不要进行"爱的鼓掌"，以免影响医生的判断。在检查当天，女性注意穿上易脱好穿的衣裤和鞋，一般会做妇科双合诊检查、宫颈 TCT 和HPV，然后再做个阴超就差不多了。

如果白带有问题，下身感觉不舒服，最好在发作的时候就去看医生，避免用药干扰到医生的判断。如果已经自行用药，但效果不好，可以在停药两三天后，再去看医生。还可以做一下分泌物的化验。

如果有不正常的出血，也可以随时去做妇科检查。

备孕的女性根据需要还可以查性激素六项、甲状腺功能，以及抗缪勒管激素，再查一查心、肝、肾等重要脏器的功能，以及传染性指标等，必要的话还可以做一下乳腺的 B 超及乳腺体检。

如果要了解卵巢的基础功能，建议在月经来的第 2～5 天抽血查性激素六项；如果要了解黄体功能，建议在排卵后一周或者预计下次来月经前一周抽血查黄体酮。如果为了妇科检查做 B 超，通常避开月经期就可以了。如果有卵巢囊肿或子宫内膜偏厚、子宫内膜息肉的，则建议在月经来的第五或第六天去做 B 超，这时候雌、孕激素水平是低的，影响也是最小的。如果要做造影，建议在月经结束后两三天去做，且检查前避免"爱的鼓掌"。

有的女性会说："我花了不少钱做了全身体检，却没查出问题，这不是一种浪费吗？"这种观点当然是错误的，体检的意义就在于花少量的钱证明自己是健康的，没有查出问题恰恰是最好的结果。另外，体检还能够帮助我们发现潜伏的疾病，比如，一些癌症在早期是没有任何症状的，只有通过常规的体检筛查才能发现一些苗头，等到身体出现不舒服的症状，就为时已晚了。当然也有一些不良的体检机构会列出一堆没有必要的项目，让女性去检查，这才是真正的花"冤枉钱"，所以建议大家一定要去正规的机构或医院做体检。

监测基础体温，省钱又有用

除了到医院接受专业妇科检查，我们还可以进行自我身体检查，其中有一种方法非常简单，也很有效，那就是基础体温监测。

所谓"基础体温"，指的是人处于清醒、安静的状态，不受肌肉活动、精神紧张、食物和环境温度等因素影响而测得的体温，通常每天早晨起床前测定的就是"基础体温"。

女性可以测好体温，最好是口腔温度，然后画成一条"体温曲线"，同时要记录好自己的月经时间、同房的时间，如果有发热等异常情况，也要一一记录下来，这样就一目了然了。

那么，基础体温可以帮我们判断什么呢？第一，它可以告诉我们大致的排卵时间，因为排卵后在孕激素的作用下，女性的基础体温会上升 0.3 ~ 0.5 ℃，在曲线上就会体现出一个上升的趋势。第二，它可以告诉我们黄体功能好不好，一般上升的体温会持续12 ~ 14 天，如果持续时间太短，说明黄体功能可能不足；如果持续时间很长，但是又缓慢下降，可能存在黄体萎缩不全；如果持续 18 天，甚至更久，则有可能是怀孕了。所以监测基础体温很有用，备孕或月经不调的女性应当养成习惯，每天记录自己的基础体温。

妇科检查要不要化验白带

做妇科检查时，如果女性自己没有觉得白带不好，医生检查时用肉眼看也没有发现白带有问题，这时候就可以不做白带的化验。假如检查白带清洁度，结果是3个"+"或4个"+"，没有自觉症状，也可以不治疗。但要是有症状或是要做阴道、宫颈、宫腔的一些小手术，就算医生看起来白带是正常的，也需要做化验，而且如果清洁度有3个"+"或4个"+"，还要先进行治疗，待复查正常后才能进行下一步的操作。

那么，为什么有的时候白带检查结果都是正常的，但是私处还是感觉不舒服呢？这主要有三方面的原因：第一，白带常规检查有很多假阴性率，也就是说有问题却检查不出来，比如，滴虫性阴道炎或霉菌性阴道炎常规检出率就不到一半。第二，如果女性提前在阴道塞过药，或冲洗过阴道，也可能检查不出问题；如果女性在一两天之内"爱的鼓掌"过，也会干扰检查的结果。第三，有一些特殊的阴道炎，比如老年性阴道炎，做常规白带检查也是查不出来的，还有支原体、衣原体感染也要通过分泌物培养才能查出来。

因此，我们不能单纯地认为白带检查正常就没事，医生也不会仅仅根据白带检查的报告就告诉我们是什么疾病，需要怎么治疗，而是要进行综合判断，比如，要看白带的性状、颜色，与之前相比是否发生了明显的改变，还要看私处有没有不舒服的感觉，有没有瘙痒、臭味等。

很多时候，医生要根据妇科检查的整体情况，再结合白带检查的报告进行综合判断，然后再给出建议。因此，临床的表现与妇科检查都非常重要，化验只是其中的一个环节。

性激素检查，究竟应该怎么查

如果我们想了解体内性激素的基础水平，一般建议在月经来的第 2 ~ 5 天去检查，而且在上午 9：00 ~ 11：00 查比较好，因为在这个时间段，激素水平相对比较稳定。如果已 2 ~ 3 个月不来月经，可以直接抽血检测。至于检查是否需要空腹，则没有硬性要求，建议当天早晨和前一天晚上饮食稍微清淡一点，不要过于油腻。

如果我们想了解排卵期的激素状况，通常在排卵期前后查雌二醇和促黄体生成素。如果想了解黄体功能怎么样，那么应当在预测下次来月经前一周或排卵后一周左右查一下孕激素，看看它的水平怎么样。

有月经不调的女性来看医生，经常需要抽血查性激素六项，它能反映当时的卵巢储备功能的好坏，还能告诉我们有没有高催乳素血症、高雄激素血症。但有一些内分泌问题是没办法判断的，因为它只能反映抽血时的激素情况，无法反映整个月经周期中内分泌的规律性。比如，对没有排卵引起的长时间不来月经或者黄体萎缩不全引起的月经持续时间长，它就没有办法判断。所以医生会以患者的症状为主要的判断依据，再结合实验室检查结果下结论，而不会被抽血化验结果"牵着鼻子走"。

有些女性拿到性激素六项的检查报告后，会来咨询："我的雌二醇浓度太低了，要不要吃点药或者保健品？"这有可能是个"坑"，因为每月雌激素有自己的分泌周期，一般在排卵前达到高峰，排卵之后形成的黄体会继续中等量地分泌雌激素和黄体酮。如果女性怀孕了，黄体会持续存在 3 个月左右；如果没有怀孕，黄体在排卵 14 天后会萎缩，雌激素和黄体酮的水平会突然下降，子宫内膜支撑不住，就会出血形成月经。所以在月经期查性激素六项，雌二醇和黄体酮水平肯定是较低的，水平较高反而会有问题。比如，雌二醇太高间接反映出卵巢储备功能下降，黄体酮太高则可能是黄体萎缩不全引起的。

临床上很少单独用雌二醇这个指标来反映雌激素到底够不够，可以联合促卵泡激素来判断。促卵泡激素是脑垂体产生的一种激素，会作用在卵巢上，让卵泡开始发育，然后慢慢产生雌激素。如果卵巢功能不好或发生衰退，卵泡不足，雌激素浓度就会一直很低，促卵泡激素也会不停地"输出"，它的浓度反而会增加。因此，女性在月经期或者连续两三个月不来月经的时候可以去测促卵泡激素，发现促卵泡激素＞25，且连着 2 个月都出现这种情况，就证明雌激素相对不足。但这时候如果去查雌激素，它的水平有可能还是比较正常的，这是因为雌激素水平波动实在太大，同一天的上午、下午做检查，有可能差别都会很大。在围绝经期或卵巢功能不好的时候，还有可能出现波动的下降，所以我们不能根据一次雌二醇的检查结果就说雌激素不足，而是要联合促卵泡激素进行综合判断。

还有一种情况是垂体功能不好，比如，席汉综合征或者空蝶鞍综合征导致不能产生促卵泡激素，这时去查促卵泡激素，可能水平很低。没有足够的促卵泡激素"命令"卵巢产生雌激素，就算卵巢储备功能还是较好的，雌激素的水平也会很低。

不过，月经正常的女性，大多数情况下性激素是正常的，不用过度检查。

宫腔镜会不会导致不孕

宫腔镜是妇产科很常用的一种手术器械，但有些女性会说："我就是因为做了宫腔镜，以后再也怀不上小孩了。"那么，宫腔镜到底是不是导致不孕的原因呢？

为了解答这个问题，我们首先需要学习一个知识点，那就是宫腔镜手术只是一个微创手术，它是利用自然的通道进行操作的，不会在身体上留下手术瘢痕。我们可以用宫腔镜来观察宫腔的形态，同时在宫腔镜直视下进行输卵管通液，这比传统的输卵管通液更直观、更可靠。如果存在子宫内膜异常增生、子宫内膜息肉、黏膜下肌瘤等问题，也可以通过宫腔镜进行处理，而这些问题本身才有可能导致不孕，宫腔镜是帮助解决问题的。

另外一个很严重的可引起不孕的疾病是宫腔粘连，尤其是重度宫腔粘连，怀孕的可能性更低。虽然在宫腔镜下可以进行手术分解粘连，但也只是稍微提升一下怀孕的成功率。由此可见，宫腔镜本身并不会引起不孕，它反而能够帮助提升怀孕的概率。如果影响女性怀孕的其他疾病还是存在的话，最终还是存在不孕的可能。

有种妇科检查，竟然要刮肉

有种妇科检查是要刮肉的，那就是诊刮，它在妇产科中应用非常广，如果女性经常大出血，药物也控制不住，就可以考虑用诊刮来止血。还有一种情况，如果怀疑有子宫内膜癌变，我们也需要诊刮或者在宫腔镜下做诊刮，这样才能取到内膜做病理检查，以明确诊断。诊刮肯定会有疼痛感，但要是需要紧急止血，也只有暂时忍耐；如果不太紧急的话，可以申请用麻醉药进行无痛诊刮。

还有一种妇科检查也让很多女性觉得有点可怕，那就是阴道镜下的活检，它是宫颈癌筛查第二阶梯的方法，可以利用放大镜观察宫颈、阴道和外阴的皮肤和黏膜，有问题的话就要做活检。那么，做阴道镜是不是意味着疾病很严重呢？并不是！它只是提供一种确诊或排除疾病的更可靠、更准确的方法。如果有以下这些情况就需要做阴道镜：高危型 HPV 持续一年阳性，或是患者年龄偏大且 HPV16、HPV18 等高危型 HPV 呈阳性，或是宫颈 TCT 筛查有异常，或是宫颈癌或癌前病变治疗后的复查，或是医生看到可疑的病灶。另外，临床上有些表现，比如，异常增多的阴道分泌物且一般治疗无效，或是接触性出血，或是宫颈炎久治不愈，或是外阴反复瘙痒，或是外阴色素减退有赘生物等，这些情况我们也建议做个阴道镜，必要时还要做活检。

有的女性担心活检要"夹肉"，会不会非常疼痛。其实宫颈上是没有痛觉神经的，所以一般不会有痛感，不需要打麻药，但是有些女性比较敏感，会觉得很难受。活检之后出血一般不会太多，医生会压上一个带丝线的纱球，第二天自己拉出来即可。要是出血较多的话，就要赶紧去医院。总之，这些所谓的"可怕的妇科检查"其实并不可怕，它们对于确诊或者排除一些病变非常有用，女性应当根据医生的建议去做，不必过于抵触。

阴超真有那么可怕吗

很多女性做妇科 B 超的时候很抗拒做阴超。其实阴超、腹部 B 超、肛门 B 超等都是 B 超的一种，而所谓的彩超只不过多了一个血流的彩色图像，这三种 B 超都可以做彩超。

女性之所以抗拒做阴超，可能是出于以下几方面的原因：第一，做阴超时可能感觉不舒服，比如，有的医生动作比较粗鲁，会引起疼痛，所以我们可以要求 B 超医生在操作时尽量温柔一点、轻柔一些；第二，有的女性担心阴超检查不卫生，其实并不会这样，医生在给每个患者做阴超的时候，都会使用一次性手套和避孕套，检查完后也会将手套和探头上的避孕套取下更换；第三，有的女性担心 B 超可能会有辐射，这其实也是一种误解，B 超并没有辐射，就算女性怀孕了，每天做 B 超也没事；第四，有人担心阴超探头会顶到宫腔，其实，宫颈长度为 3 ~ 4 厘米，而宫颈管是一个密闭的管腔，在正常情况下只有两三毫米粗的探头可以探进去，而阴超探头直径一般有 1.5 厘米，所以不用担心会出现这样的问题。

总的来说，有性生活史的女性做妇科 B 超还是首选阴超，这样能看得更清楚一点，就算是怀孕了，也可以考虑做阴超，看早期胚胎或者宫外孕时会更清楚。

第十三章 难做的"无炎"女人

宫颈糜烂、宫颈炎都要治疗吗

很多女性在做体检的时候，可能会被告知有宫颈炎、宫颈糜烂，甚至有宫颈囊肿，有的不良医疗机构会告诉女性，如果不治疗的话，这些问题会演变为宫颈癌，或是会影响怀孕，之后就会给女性介绍一大堆治疗方法，比如吃药、塞药或冲洗，以及做微波激光等。做这些治疗花钱还是小事，但要是过度治疗，可能会对身体造成损害，那就得不偿失了。

事实上，宫颈糜烂、宫颈炎、宫颈囊肿等在大多情况下是不用治疗的。就拿宫颈糜烂来说，它是宫颈的鳞柱上皮交界受到激素影响，出现外移，导致在宫颈表面就能看到柱状上皮，看起来像是"糜烂"，可这绝大多数就是一种生理现象，和宫颈癌更是没有多大的关系。虽然宫颈癌的外观有时候也像糜烂，但我们不能说"糜烂"就是宫颈癌。也就是说，宫颈糜烂只是对外观的描述，并不是一种疾病，也不影响健康，所以大家千万不要被不良商家误导。因为就算经过治疗，外观变得光洁，可过一段时间随着激素波动，又会出现"糜烂"，这种治疗就没有意义了。如果 TCT、HPV 宫颈筛查结果是正常的，自己又没有感到有什么不舒服，基本上就不用去考虑宫颈癌的问题。

那么，女性有宫颈纳氏囊肿需要治疗吗？宫颈纳氏囊肿，又叫宫颈腺囊肿，实际上宫颈上有很多纳氏腺，女性平常的性生活或者排卵期分泌物增多，就跟纳氏腺分泌黏液有关系，但要是患上了慢性炎症，把纳氏腺的开口"堵"住了，腺体分泌的黏液出不来，就会积在腺体里，慢慢形成囊肿。这种囊肿小的可能只有几毫米，大的有一两厘米，也是不需要治疗的。

再来看看宫颈炎的问题。绝大多数宫颈炎都是体检的时候偶然发现的，女性平时没有任何不舒服，白带也是正常的，没有同房后出血的情况，这时只要 TCT 和 HPV 的检查结果是正常的，都不需要治疗，只要定期复查就可以了。但是也有些女性白带有问题，比如白带多、黄，甚至有血，或者同房后出血，这时候就需要口服抗生素，当然最好能够根据宫颈分泌物的病原体培养，以及药物敏感性实验的结果来用药，效果比较好。同时还可以进行阴道塞药，一般两三个疗程即可，当然也有一些反复迁延难愈的情况，可以考虑采用物理治疗，如激光或者冷冻等。

有些宫颈问题，比如宫颈肥大，有可能是被纳氏腺囊肿撑大的，也有可能是有慢性炎症，看起来肥大，但宫颈本身不一定有问题，除非是一种隐藏得比较深的宫颈癌，会把宫颈撑大。

此外，有宫颈息肉的女性，如果是小的息肉，没有感觉不舒服，也没有出血，就不用过于担心。要是息肉接近1厘米，或者有一些不舒服的症状，那就要提高警惕。

总之，宫颈炎、宫颈糜烂、宫颈囊肿、宫颈肥大、宫颈息肉这五大问题，一般情况下都不用过于在意。所以女性一定要擦亮眼睛，辨明情况，不要一听说有这些问题，就去做一些不必要的治疗。但是，如果身体同时出现了不正常的表现，比如"爱的鼓掌"后会出血，白带里有血，或者有大量的阴道排液，就需要注意，可以去做 TCT、HPV 检查，必要时要做活检或者锥切，这也是逐渐筛查排除宫颈癌的过程。

宫颈息肉是摘还是不摘

宫颈息肉有一部分的确需要手术摘除。宫颈息肉也是宫颈慢性炎症的一种表现，有些细胞增生或腺体增生会形成一种像肉赘一样的东西，有可能引起出血，比如同房后出血，白带里有血或者有一些黄色的分泌物，当然更多的时候它是没有任何症状的，只有在妇科检查时才会被发现。如果息肉很小，只有几毫米，没有任何症状，我们可以不处理，但要是息肉比较大，一般接近1厘米，或是引起了上述的症状，通常建议将其摘除，标本送病理检查。

摘除息肉是一个小手术，一般情况下在门诊做就可以。不过有些女性可能容易复发，所以如果同时存在比较明显的宫颈炎症，可能需要口服抗菌药或者进行阴道塞药，这对于减少复发有一定的帮助。另外，宫颈息肉也不能保证是否合并有其他的宫颈疾病，所以我们还是要按照规定做宫颈癌的常规筛查，包括 TCT 和 HPV检查。

宫颈肥大需不需要治疗

对于宫颈肥大，我们没有一个很明确的诊断标准，很多时候是凭医生主观的感觉，觉得宫颈比别人大一点，就说是"宫颈肥大"。宫颈肥大有可能是慢性的宫颈炎症刺激引起的，也有可能是宫颈存在囊肿造成的，但囊肿的位置比较深，从表面看不出来，宫颈被撑起来，就会有变大的感觉。少数时候，宫颈癌也可能引起宫颈肥大。

那么，宫颈肥大到底要不要紧？说白了这就跟人有胖瘦一样，胖一点瘦一点都很常见，当然胖一点可能造成的问题会多一些，但大多数人还算是健康的胖子，宫颈肥大也是同样的道理，所以我们不必为它过于担心。当然，我们也不能保证宫颈肥大不会同时合并有宫颈的病变，所以还需要做宫颈癌的筛查，如果 TCT 和 HPV 的检查结果都是正常的，也没有不舒服的症状，那就不需要处理，以后只要定期做宫颈癌筛查就可以了。

阴道炎反复发作该怎么办

女性的阴道有自我保护机制，一般情况下不会出现问题，但是就像人会感冒一样，阴道炎常常会不期而至，尤其是反复发作的阴道炎，更让女性烦恼，其中最常见的就是霉菌性阴道炎，有的女性每月都要发作一次。那么，有没有什么办法可以根治它呢？

想要解决这个问题，我们要先弄清楚哪些女性可能会遇到这种阴道炎反复发作的情况。

第一，有些女性喜欢穿不透气的衣裤，尤其是内裤不透气，导致阴部潮湿，就很容易滋长病菌。

第二，有的女性得了阴道炎，医生开了 1 ~ 2 周的药，但是她只用了一两天，感觉好了就不再用药，但这样只是把敏感的病菌杀死了，那些不大敏感的病菌还在，没有进行彻底治疗。这样一来，在未来的某些时候，这些不大敏感的病菌又会"冒头"，但是那时候再用之前的药物进行治疗可能就难以奏效了，因为病菌很容易产生耐药性。所以我们在治疗时一定要有耐心，要按疗程按量用药，一般用完药的第2个月、第3个月，还要定期去医院复查，并且要进行巩固治疗。连续两次复查都没有问题，我们才能认为是治好了。

第三，有些特殊的生理状态也会造成阴道炎反复发作，比如，孕期或是患有糖尿病没有控制好血糖，阴道里糖原相对比较多，也容易长霉菌。另外，我们还要看看丈夫有没有这方面的问题，比如，有些男性包皮过长或者有包茎，也可能会把病菌藏在里面，同房时就容易把病菌传播给女性，所以很多时候我们会要求夫妻同时进行治疗。

第四，免疫力比较低下的女性也会出现反复发作的阴道炎，这是因为身体的免疫系统比较弱，难以抵御病菌的侵袭。比如艾滋病患者、长期服用免疫抑制剂者，或是身体处于亚健康状态，老是感觉疲劳、状态不佳的女性，就很容易出现这种问题。

第五，自己"作"出来的。比如，有事没事就吃点抗生素，因为抗生素会把阴道里的乳酸杆菌杀死，而乳酸杆菌在阴道微生态中发挥着很关键的作用，缺少了它，其他抗生素杀不死的病原体就会"冒头"，所以就容易引发各种阴道炎。

我们可以对照上述这几点，找到复发性阴道炎的病因，改变一些不良生活习惯，比如，要注意改变吃甜食的习惯，因为吃太多甜食也可能会滋长霉菌。另外，经常熬夜会让身体免疫力变差，也要及时纠正这种不良的生活习惯，再配合规范、合理地用药，不但能够治好大多数霉菌性阴道炎，还可以减少它的复发次数。

在用药方面，反复发作的霉菌性阴道炎需要持续用药，一般要半年时间。首先是要进行阴道塞药，比如采用克霉唑阴道片，它是我国专家认可和指南推荐的经典用药，对最常见的白假丝酵母菌引发的阴道炎效果特别好，副作用也很小；另外一类推荐用药是每周口服一次抗真菌的药，它的效果也比较明确，但可能会造成肝、肾功能的损伤，应当遵医嘱服用。如果我们能够坚持正确用药半年，大多数的复发性霉菌性阴道炎都能够治好。

滴虫性阴道炎该如何治疗

滴虫性阴道炎是由阴道毛滴虫引起的，其典型症状包括阴道外阴瘙痒、白带呈泡沫状或黄色。反复发作的女性还会有不孕不育的情况，因为毛滴虫会吞噬精子。在做妇科检查时，如果是滴虫性阴道炎，会看到宫颈呈现点状充血。

其实滴虫性阴道炎的治疗很简单，一般需要用甲硝唑类的药物塞阴道或者口服，如果有尿频尿急的症状，则建议口服治疗，并且配偶也需要同时进行治疗。这是因为滴虫传染性比较强，而且它还有吞噬"小蝌蚪"的作用，会影响男性的生育能力。至于霉菌性和细菌性阴道炎，在一般情况下不用夫妻一起用药，但要是男性私处有红肿、长疙瘩或恶臭等炎症感染的表现，则需要及时用药。

同样是阴道炎，有时候医生只建议阴道塞药，有时候则需要配合口服用药，这主要是因为引起阴道炎的病原体不一样。如果是滴虫性阴道炎和细菌性阴道病，一般首选口服甲硝唑或者奥硝唑类药物，次选阴道塞药。如果是念珠菌性阴道炎，多采用阴道塞药。如果是反复发作的念珠菌性阴道炎，也可以口服抗真菌的药物。还有一种情况是，女性有时候有脓性白带，可能是阴道炎，也可能是宫颈炎或子宫内膜炎，这时候可能还需要服用抗生素治疗。

得了盆腔炎，应该如何处理

典型的盆腔炎除了下腹痛，还会有脓性分泌物，或者有黄色的白带，通常还会有发热等症状。妇科检查有宫颈举痛、摇摆痛，宫体有压痛或者附件区有压痛，需要用抗生素治疗。当然，如果已经形成脓肿，采用抗生素治疗后脓肿不能变小或者萎缩，就可能需要手术把这个脓肿切掉。这类急性盆腔炎或者亚急性盆腔炎与过度劳累、免疫力差，或是不注意生殖道卫生，不注意性卫生有关系。

还有一些女性长期出现时不时的小腹疼痛，这有可能是慢性盆腔炎，也有可能是子宫内膜异位症或者盆腔淤血综合征，还有可能是其他脏器的问题，比如膀胱炎或胃肠道炎等。如果排除了其他问题，确定有慢性盆腔炎的表现，可以考虑用抗生素治疗，也可以找中医进行调理。如果是子宫内膜异位症，可以用短效避孕药等进行控制。所以对于小腹疼痛的问题，最好去医院找医生做检查，特别是妇科检查，避免延误病情。

盆腔积液一定和盆腔炎有关吗

在妇科领域，还有一种妇科问题经常会被过度治疗，那就是盆腔积液。很多女性在体检后会被告之盆腔有积液，十几毫米，有的甚至有三十几毫米。这大多数没有什么问题，也不一定都和盆腔炎有关，女性根本不用担心。

其实，女性的盆腔或多或少都有一些积液，它能起到润滑盆腔的作用，这种积液有可能来自腹膜或输卵管的渗出液，也有可能是月经之后的经血回流。

还有一种可能是排卵后的卵泡液形成的盆腔积液，而且因为盆腔和腹腔是相通的，所以有些消化科疾病也会引起盆腔积液增多。如果盆腔积液比较多，达到了四五十毫米，或五六十毫米及以上，甚至还有腹腔积液，那就要考虑会不会有消化系统的问题，比如胃癌、肠癌、肝癌、肝硬化等。另外，妇科还有一种疾病——卵巢癌，也可能引起盆腔积液增多，这种情况一般在影像学或者胃肠镜下都能看到，也很好诊断。盆腹腔结核也要考虑到。

如果盆腔积液不多不少，同时伴有肚子疼，在妇科检查时按着肚子也会有压痛感，这种情况才有可能是盆腔有炎症，需要治疗。除此以外，绝大多数盆腔积液根本不需要处理。如果女性觉得不放心的话，可以过两三个月再复查一下，没必要花大价钱去做过多治疗。

白带出现异常，是在提醒什么

女性在上厕所的时候，或是在洗澡的时候可以稍微闻一闻内裤上的白带的气味。在正常情况下，白带一般没有什么气味，或是有一点酸酸的气味，这是出汗造成的。如果白带有臭味，就要多加注意了。

如果白带有鱼腥味，可能提示有细菌性阴道炎；如果有腥臭气味，可能合并有厌氧菌感染。这两种情况需要用硝基咪唑类的药物来控制。如果同时合并有黄色脓性的白带，可以加广谱抗生素治疗。如果白带有恶臭气味的同时，分泌物像淘米水一样，或是有大量的黏液，或是有血性的分泌物，也要提高警惕，因为这可能是一些恶性肿瘤的征兆，比如宫颈癌、子宫内膜癌等。因此，如果发现白带有臭味，最好还是去医院检查一下，以免耽误恶性肿瘤的诊断和治疗，或是拖延了炎症的治疗。对于未婚育女性，这可能会影响以后的生育。

有的女性感觉私处不舒服，或是发现白带不好，就自己去药店买药治疗。作为一名妇产科医生，我建议尽量不要这样做，因为同样是白带不好、私处不舒服，却有可能是由不同的疾病引起的，比如阴道炎、宫颈炎、子宫内膜炎都可能导致相同的症状。如果女性自己去买药，有可能买到不对症的药物，或者遗漏一些症状，导致病情迁延难愈，影响自己的身心健康。此外，不经医生的正规指导随意用药，有可能用上一两天，症状得到暂时缓解，于是不再继续用药，而后病情容易复发。所以我们建议大家身体不适时，最好去医院检查，不要自己随意用药。

另外，白带有时还会有血，有的可能只是一些血丝，也有的可能是粉红色的血，有的时候血量比较多且呈现黑色，有的可能在上厕所的时候排出来，也有的可能是跑步之后流出来。如果血量不多，一两天后自己能干净，那就不用担心。如果反复出现，则要及时到医院就诊排查。

预防炎症的私处护理原则

有些女性喜欢使用私处护理用品，总觉得香喷喷的很好闻。但要是香气特别浓郁的话，往往意味着这种护理用品中可能添加了不知名的化学成分，对私处会产生一定的刺激作用，而私处又是特别娇嫩的部位，难免会受到损伤。

那么，女性到底应该如何清洗护理私处呢？建议女性按照以下六条原则去做，对于保护私处健康、预防炎症很有帮助。

第一，千万不要冲洗阴道，清洗时只要洗洗外阴就够了。有的女性总觉得"洗洗更健康"，可是在门诊中我们却会发现，很多患阴道炎的正是那些最爱干净每天清洗的女性。阴道本身有自净功能，反复冲洗阴道反而会把其中的乳酸杆菌等有益菌冲洗掉，容易滋长病菌。就算是治疗阴道炎，主要也是靠药物治疗，阴道冲洗只能作为一种辅助手段，只在分泌物比较多的早期阶段可以使用。另外，患霉菌性阴道炎后，阴道的 pH 偏酸性，如果用一些偏碱性的洗剂，在豆腐渣样分泌物特别多的时候，冲洗一下阴道还是有一定好处的，但在开始使用克霉唑阴道片等唑类抗真菌药物后，就不推荐阴道冲洗了。也就是说，没有病的女性是不应进行阴道冲洗的，就算有一些特殊情况，也建议在医生的指导下进行阴道冲洗，绝大多数时候只要用清水清洗外阴就可以了。

第二，一般情况下用清水清洗私处就可以了，不用额外添加一些药剂，或是使用洗液去冲洗。

第三，就算是需要用洗液，也要选择刺激性不强的产品，特别要避免那些有浓郁香气的产品。

第四，外阴其实有很多皱褶，清洗时要把皱褶洗干净，以免造成分泌物沉积，甚至形成分泌物的结晶或凝固物，这些都不利于健康。

第五，每次大小便后，有条件的话也可以用清水清洗。

第六，女性还要注意控制同房频率，因为每一次同房都会造成阴道 pH 改变，会让阴道微生态遭到破坏。原本人体自身有调节机制，可以让阴道恢复正常的环境，但如果恢复的能力赶不上同房的频次，就会导致炎症发生。所以有这种情况的女性，应当适当减少一下次数。当然也有些女性同房次数不多，但一同房就出现炎症，那就需要让配偶去看医生，然后两个人同时治疗，以彻底解决问题。

治疗炎症，如何进行阴道塞药

女性有炎症或需要保胎的话，有时候需要往阴道里塞药，但要是塞药的姿势不对，可能会觉得很难受，甚至还会感到疼痛，而且塞的方法不对也可能会影响药物的疗效。

那么，到底应该如何正确地塞药呢？首先，如果是每天塞一次药，最好在晚上睡觉前塞，这样可以避免走动时药品往下移，影响药物的疗效；其次，塞药之前要把指甲剪好，手洗干净，最好戴上一次性医用手套，然后平躺在床上，将双腿屈起来，充分暴露出下体，再打开药品的外包装，准备塞药。

之所以要提醒大家打开外包装，是因为我曾经遇到个患者没打开外包装就将药物直接往阴道里塞，结果可想而知。所以一定要注意这个问题。

打开包装后，我们会看到药品一般是长条形的，把它放到阴道口，顺势推进一点点，再沿着后下方三四十度的方向往里推。在这个过程中，女性可能会觉得阴道比较干涩，如果事先在药品上滴一点矿泉水或是润滑油，就能避免这个问题。如果在推的时候觉得很痛，千万不能鲁莽地硬推下去，以免造成损伤。

另外我们要注意，阴道是一个管腔结构，前壁有 7 ~ 9 厘米，后壁有 10 ~ 12 厘米，最佳的放药位置是它和宫颈的连接处，也叫穹隆，而且是后面的穹隆，这个长度大概为 10 厘米，所以基本上整个中指要推到底，这样才能够放到最佳的位置。

塞完药之后，可以适当用一下护垫，避免药渣流出来，弄脏裤子或床单。如果塞药之后出现痒、肿、痛的感觉，可能是出现了药物过敏，这时就应停药，并要赶紧到医院就诊。此外，用药期间要尽量避免"爱的鼓掌"和盆浴。

在妇产科中，这种药便宜又好用

妇产科领域有一种药物非常便宜，但是用途非常广泛，疗效也很明确，这种药物就是甲硝唑。

甲硝唑有阴道用的栓剂，还有口服的片剂。如果是滴虫性或细菌性阴道炎引起的白带不好，可以塞甲硝唑栓或者口服甲硝唑片；如果白带有恶臭，通常是合并有厌氧菌感染，肯定要口服甲硝唑片；如果是盆腔炎，除了用广谱抗生素，多数还会加上甲硝唑，也是因为会合并有厌氧菌的感染，需要甲硝唑来杀灭厌氧菌。

甲硝唑虽好，但我们在使用时也要小心一点，特别要注意吃药期间不要喝酒，因为有一部分人会像"头孢配酒"那样出现双硫仑样反应，很可能会危及生命。

消炎药和抗生素不一样

经常有患者问："肚子疼能不能吃点消炎药？""感冒发热要不要吃点消炎药？"看来大家理解的消炎药就是抗生素，而且它好像无所不能，包治百病。可事实上，消炎药和抗生素是两类完全不同的药物。抗生素又叫抗菌素，主要针对的是细菌、支原体、衣原体这些病原体、微生物导致的感染。就拿病毒来说，它们绝大多数没有专门的抗生素，比如 HPV 到目前为止还没有特效药，还没开发出针对它们的有效抗生素。

而消炎药，目前主要是解热镇痛类的药物，可以缓解或治疗炎症导致的红、肿、热、痛。

炎症有可能是细菌、病毒感染导致的，但也有一大类是非感染性炎症，比如骨关节炎、痛风、外伤，还有妇产科的子宫内膜异位症等。因此，如果是子宫内膜异位症引起的小腹疼痛，的确可以使用消炎药，也就是用我们平常说的止痛片来缓解，而不是用抗生素。但要是经检查后，明确是细菌或者支原体引起的盆腔炎，就得使用抗生素。

当然，抗生素是不能自己乱用的，一定要在医生的指导下规范、合理地使用，否则不但容易形成耐药性，还可能导致感染迁延不愈变成慢性病，反而会让自己痛苦终身。

冬天妇科病防治提醒

在天寒地冻的冬天，我们要谨防两大类妇科疾病。第一类就是妇科炎症，最常见的有阴道炎、宫颈炎。因为冬季的很多时候，出于保暖的需要，很多女性的下装都会穿得多而不透气，有时清洁也没有那么及时，很容易造成病菌的滋生，引起感染。第二类是痛经，因为环境温度不断下降，有的女性为了显得更加漂亮、有风度而走向另一个极端——下装穿得很少，可是这样痛经就可能会加重。

想要预防这些疾病，第一，做好卫生清洁工作，有条件的话，至少每天清洗一下外阴，但要注意不要清洗阴道，内裤也要每天换洗，在月经期要及时更换卫生巾；第二，注意保暖，尤其是要做好双腿和足部的保暖，睡觉前可以用热水泡泡脚，来月经时肚子疼的话可以用暖宝宝敷一下小肚子；第三，尽量动起来，保持中等量规律的运动，像快走、慢跑都很不错，运动的程度以微微出点汗为佳，每周最好保持 4 ~ 5 天做运动，每天运动时间在半小时以上；第四，如果出现私处不舒服、白带不好、痛经比较厉害的情况，应该及时到医院寻求医生的帮助。

上厕所时，低头看看内裤

女性在上厕所后，记得低头看一下自己的内裤。如果看到一片黄色，不一定是有问题的，因为内裤紧贴着肛门，排泄物有可能粘在上面，形成黄色的痕迹。另外，白带本身含有蛋白质，它在体外会氧化，也会变成黄色。此外，有些人容易出汗，留下的汗渍也是黄色的。如果白带量比较多，呈黄绿色或脓性，或是呈豆腐渣样，或是有臭味，或是伴随下体瘙痒，就需要去医院检查一下。如果没有什么不舒服的感觉，白带的量和性状也比较正常，只是内裤上有一片黄，那只要及时更换内裤、清洗外阴就可以了。

因此，我建议女性平时多穿白色或浅色的内裤。这样如果分泌物有问题，比如说有黄色或者有出血，在白色的内裤上看得会更清楚，也更容易及时地发现问题。如果穿深色的内裤，中心部位最好有白色的衬垫，以方便观察分泌物。除了颜色，内裤的材质也很重要，最好是纯棉材质，或是其他对皮肤没有刺激、比较透气的材质。

内裤、袜子怎么清洗更健康

为了预防妇科炎症，女性的内裤应当每天换洗，但换下的内裤不能直接放在温热的水中清洗，这是因为分泌物中含有一些蛋白质，在热水中会变性，还会粘在内裤材质的纤维当中，不容易被清洗掉，所以最好的做法是先将内裤放在冷水中浸泡一会儿，再用温热的水去清洗。清洗时可以添加一些消毒液，洗涤效果会更加彻底。

　　洗净的内裤最好在太阳底下暴晒，或是用有杀菌消毒功能的烘干器烘干。如果条件允许的话，一批内裤使用 3 ～ 4 个月后就可以丢掉，换成新的。

　　那么，袜子到底能不能跟内衣裤一起洗呢？在绝大多数情况下我们不建议这么做，但要是能够满足以下这几个条件，女性也可以"偷偷懒"。第一，女性如果是单身状态，袜子、内衣裤还有洗衣机都是自己一个人在用，这样接触到皮肤传染病的概率会大大降低，同时双脚比较健康，袜子和内衣裤都是每天更换；第二，内裤和袜子在洗完之后，能够马上晾干，这样也可以大大降低病原菌的繁殖和传播；第三，女性的皮肤免疫力相对比较好，不会经常出现皮肤过敏、湿疹、股癣之类的情况。上述所有的条件都满足后，加之女性的双脚和外生殖器也没有什么不舒服的症状，才可以将袜子和内衣裤混洗。

第十四章　了解点子宫疾病

"糟蹋"子宫的五件事，别再做了

子宫是否健康主要看两个方面。第一看月经是否正常。在正常情况下，月经很规律，按时来按时走，每月变化不大，月经量也不会过多或过少，也没有出现痛经的情况。第二看阴道的分泌物是否正常。在正常情况下，除了月经，没有出现褐色、黑色或者粉色的血性分泌物，也没有脓、臭的异常分泌物。这两个方面都正常，子宫基本上就是健康的。就算有一些小毛病，比如子宫肌瘤，也是可以不需要特别处理的。当然，有些疾病可能在早期隐藏得特别深，我们根本不知道会有问题，所以有必要每年做一次妇科检查。

子宫对于女性非常重要，它是女性平常来月经和孕育下一代的重要器官，也是女性一生中最值得投资和保养的一座"房子"。

但是很多女性都会在不经意间伤害到自己的子宫。为此，女性一定要提高警惕，千万别再做下面这些"糟蹋"子宫的事情了。

第一，不做科学避孕，导致意外怀孕，不得不去做人工流产。人工流产近期的风险有出血残留、感染穿孔等；从远期来看，它还会造成宫腔粘连、盆腔炎、宫外孕、不孕不育、子宫内膜异位症等，而且做的次数越多，造成这些问题的风险性就越大。

第二，长期腹压增加。比如，慢性咳嗽就会产生这种不良影响。另外，有便秘的女性上厕所的时间太长，不仅会导致血压上升，还会让盆底功能障碍、子宫脱垂、尿失禁的发生率增加。

第三，超重、肥胖。如果女性平时管不住嘴又不爱运动，体重超出正常范围15%，就会让子宫内膜癌的风险增加3倍，这是因为超重的脂肪细胞会额外产生雌激素，刺激子宫内膜过度增生。

第四，不卫生的性生活。病原体会通过阴道进入子宫内膜，造成子宫内膜炎症，同时男性包皮上的污垢也是诱发宫颈癌的一个危险因素。

第五，性生活紊乱。如果女性有多个性伙伴，或是在未成年时过早有性生活，也会对子宫造成潜在风险，比如宫颈癌风险增加。

上述这些都是威胁子宫健康的高危因素，要想保护好珍贵的子宫，预防各种子宫疾病，就要从日常的点点滴滴做起，不要再对它造成伤害。

B 超子宫回声不均匀是怎么回事

很多女性拿到 B 超的报告后，看到"子宫回声不均匀"便很焦虑，担心自己的子宫里长了什么东西，这与她们对子宫结构和 B 超检查原理不了解有很大的关系。

事实上，B 超是妇科最常用的一种检查手段，由于人体不同组织对超声波的反射吸收的特性不同，B 超呈现出的图像灰度深浅就会不一样。而子宫是女性孕育生命的重要器官，它主要分为三层：表面的一层是浆膜层，主要是腹膜，覆盖在子宫体底部及前后面；中间一层最厚，叫子宫肌层，由平滑肌组成，还会有很多血管穿插其中；最里面的宫腔这一层叫黏膜层，也就是我们通常说的子宫内膜，它会随着激素的变化出现周期性的脱落，形成月经。

因此，子宫并不是一个均匀的组织，它有三个层次，同时肌层中间还穿插着很多血管，在 B 超下它所能显示出的图像大多是不均匀的。也就是说，B 超下的子宫回声不均匀，并不代表子宫一定出现了问题，当然也可能有子宫肌瘤、子宫腺肌病或其他病变，需要综合多种信息才能做出判断。

哪些子宫肌瘤需要开刀

子宫肌瘤是女性最常见的良性肿瘤，在绝大多数情况下不会引起不舒服。也就是说，它是没有症状的，自然也不需要治疗，只要定期复查就可以了。但是，如果肌瘤引起女性小腹不舒服，还能摸到包块，或者月经期变长、经量变多，或出现了尿频尿急等症状，那就需要去做手术了。

肌瘤能不能自行消失呢？一般经 B 超检查后确定的肌瘤，是不会自行消失的，通常只会缓慢地增长，只有一种情况除外，就是卵巢功能衰竭，不管是种种原因引起的早衰还是到了更年期、绝经期的自然衰竭，都会导致雌激素水平下降，肌瘤也会慢慢萎缩，萎缩到一定程度，通过 B 超就不一定能够看到了。这个时候女性可能认为肌瘤已经消失了，可实际上它没有彻底消失，而是变小了，小到就连 B 超都看不出来。这也提醒了我们，子宫肌瘤不会自行消失，同样也没有哪种药物可以让它消失。如果某些产品宣传说能让子宫肌瘤消失、排出，女性千万不要上当受骗，去交这种"智商税"。

既然很多时候子宫肌瘤跟人体是相安无事的，也没有让女性感觉不舒服，那也就不需要去做手术。尤其是到了更年期的女性，可能过几年就要绝经了，其身体对肌瘤的"容忍度"应该更高，就算肌瘤大小有五六厘米，如果没有明显的症状，也可以不开刀。但是，如果肌瘤增大到六七厘米了，医生会倾向于建议女性做手术；要是长到了8厘米，最好还是开刀剥离，因为就算女性绝经了，肌瘤也可能不会萎缩变小。而且8厘米大的肌瘤大多数还会引起一些不舒服的症状，比如会引起月经量增多。但是我们一定要判断清楚，月经量大是肌瘤引起的，还是更年期内分泌紊乱导致的。如果是肌瘤引起的，最好选择开刀治疗。另外，如果肌瘤压迫到周围的脏器，比如压迫膀胱引起尿频尿急，或是压迫到肠管，引起便秘或排泄困难，这时候也应该开刀。

此外，以下几种情况也是需要开刀治疗的：子宫肌瘤在短期内增长过于迅速，比如半年长了三四厘米；B超、磁共振提示血液供应丰富，怀疑有恶变的可能；绝经后肌瘤还在继续生长。当然，医生也会结合患者的临床表现和肌瘤的大小，并会预测患者大概会在什么时候绝经，然后综合考虑到底要不要开刀，原则是能不开就尽量不开，能保子宫就尽量保子宫。如果非开刀不可，大家也不必过于纠结。

至于子宫肌瘤手术的具体方式，一般要根据肌瘤的位置、大小、个数来确定。如果是长在宫腔里的黏膜下肌瘤，可以用宫腔镜进行微创手术；如果肌瘤长在整个肌层及肌层表面，可以用腹腔镜或者做开腹手术。开腹和腹腔镜这两种方式各有利弊，在通常情况下腹腔镜做得更多，因为这种微创手术对身体的损伤小一点；如果肌瘤特别多，有十多个、二十多个，开腹更好。

很多女性会担心，子宫肌瘤做完手术后还会复发。的确，只要子宫存在，卵巢还有功能，理论上都存在复发的可能，但是单发肌瘤在一般情况下不太会复发。如果肌瘤本身个数很多，说明这种体质容易长肌瘤，手术后复发的可能性较大。另外，手术难以剥离一些小小的肌瘤"芽"或"种子"，这样可能过上一段时间，肌瘤还会慢慢长出来。

子宫肌瘤也有恶变的情况，主要表现为肉瘤，但是大家不用过于恐慌，因为子宫肌瘤的恶变率＜0.05%。即使是在因子宫肌瘤去开刀的患者中，370多个病例中才会出现一个恶性病例。尽管如此，我们仍然需要注意防范。

那么，哪些女性需要特别小心呢？这跟子宫内膜癌的高危人群很相近，比如年龄偏大（＞40岁）、肥胖、不育、压力大，以及乳腺肿瘤术后服用他莫昔芬时间长的女性都应当特别注意。此外，因为其他恶性肿瘤做过放射治疗的女性也需要提高警惕。临床上通常会结合患者的年龄、症状、有没有不正常的出血、绝经后期的肌瘤有没有变小再增大等情况，再结合影像学报告，包括超声、CT、磁共振等进行综合评判。如果报告描述子宫肌瘤边界清楚，内部回声是均匀的，血液供应不丰富，多数没有问题。若是肌瘤边界不清，血液供应很丰富，内部回声不均匀，甚至出现变性的，就要格外小心。

子宫肌瘤可以用什么药

很多女性受到子宫肌瘤的困扰，担心会不会恶变，但是又不想开刀，就希望用药物来解决问题。的确，也有一些药物能够让子宫肌瘤变小，甚至小到 B 超都查不出来，但是肌瘤并没有真正消失，所以这样用药并没有什么意义，一旦停药，肌瘤又会恢复成老样子，再说也不可能为了肌瘤吃上几年甚至一辈子的药。

其实，绝大多数子宫肌瘤没有任何症状，也不需要用药治疗，我们不妨跟它"和平共处"，到了绝经以后，大多数肌瘤会萎缩变小，就更加不用为它们担心了。只有一些特殊情况是要考虑用药的，比如，子宫肌瘤引起了一些症状需要开刀治疗，但是女性又有贫血的问题，就可以先用 3 个月的药让月经停下来，人体自身的造血系统会让红细胞恢复正常，子宫肌瘤也会变小一点，这时候再去开刀，不但可以避免输别人的血，还能让手术难度降低。

另外，进入绝经期的患者如果有症状，可以打闭经针提前促成绝经，其他时候则不要用药，更不要听信一些不良机构对某些药物的宣传，白交"智商税"。

子宫肌瘤是如何影响怀孕的

绝大多数子宫肌瘤不会影响怀孕，但也有一些特殊情况，这与怀孕本身的生理过程有关。男性的"小蝌蚪"和女性的卵子在输卵管的壶腹部相遇，形成受精卵，再输回宫腔，在这个过程中，如果一些肌瘤阻碍了"通道"，可能会造成不孕或流产。比如，一些肌瘤长在宫颈管里，堵住了宫颈管，"小蝌蚪"就无法通过；或是长在输卵管和子宫连接的地方，将"开口"堵住了，也有可能引起不孕。当然这都是很少见的情况。

还有一些肌瘤长在宫腔，或者突向宫腔，就相当于在宫腔里造成了一个"小山包"，致使胚胎不容易着床，即使着床成功，因为血供相对会差一点，也不容易存活，所以这类肌瘤也需要在备孕之前处理掉。

如果肌瘤长在肌层当中或者往外长一些，不影响宫腔，大多数也长不大，就可以先备孕。要是肌瘤比较大，有五六厘米或六七厘米，而女性还要等半年到一年才备孕，那就建议先剥除。这并不是因为肌瘤会让女性不孕，而是怀孕后肌瘤会在当前基础上长得更大，会带来一定的风险，如肚子疼、流产等。至于剥除后过多久备孕，不仅要看肌瘤的大小、个数及位置深浅，还要根据子宫的具体情况，综合做决定，短的需要等待几个月到半年，长的可能要等一两年。

如果是在怀孕后才发现子宫肌瘤，那就要引起重视，因为子宫肌瘤的生长受到雌、孕激素的影响，而怀孕期间雌、孕激素水平是非常高的，在胎儿成长的同时，肌瘤也在猛长，有时候肌瘤生长的速度甚至比胎儿成长的速度快很多。这样的话，肌瘤可能会出现变性，引起腹痛、发热，严重时可引发流产。另外，子宫肌瘤不论剥除与否，都容易影响子宫收缩力，造成产时或产后出血，所以要注意观察出血量，及时按压宫底。如果有大出血，要及时处理，避免发生意外。

胎儿足月之后，我们也不必因为子宫肌瘤就去做剖宫产，因为肌瘤基本上不影响顺产。如果没有产科指征，完全可以顺产。除非肌瘤长的位置比较不好，比如长在子宫下端，预计胎儿娩出的时候，胎头会被肌瘤挡住，这种情况就要做剖宫产。

那么，剖宫产的时候要不要同时把肌瘤剥离呢？这个问题的答案是：尽量不要，能不动就不动。这是为什么呢？因为足月生产子宫充血很厉害，如果肌瘤位置比较深，也比较大，剥离之后出血会很多。只有在有把握止血的前提下，才能同时剥离肌瘤。产科医生一般会根据具体的情况谨慎判断后再做决定。但是因为子宫肌瘤会影响到子宫整体的收缩力，容易出现产中或者产后的出血，所以分娩及产后要注意观察出血量，如果有大出血要及时处理，比如及时按压宫底等，避免发生意外。

B超显示子宫内膜增厚，怎么办

　　B超报告显示子宫内膜增厚，首先要看一下女性正处在月经周期的第几天。正常的子宫内膜在整个月经周期中是不断变化的，一般在月经快结束或者刚刚结束的时候，子宫内膜是最薄的，因为被月经冲掉了不少，此时厚度大概只有4～6毫米。然后进入增生期，子宫内膜慢慢增厚，在排卵的前后大概能达到8～10毫米；排卵之后，子宫内膜进入分泌期，还会继续变厚，也会变得松软，有利于受精卵着床；在来月经前期，它会达到一个相对高峰，这时候去做B超，有可能会看到十几毫米厚的子宫内膜，甚至还会出现20毫米厚的内膜，但我们不用担心，因为随着月经来潮，子宫内膜又会开始周而复始的变化。

　　因此，我们看到子宫内膜增厚先不用着急，如果在月经快来之前，子宫内膜较厚是正常的，我们可以在接下来1个月或2个月月经来的第五六天再去做B超，如果子宫内膜正常就没有问题，但要是子宫内膜还有7～8毫米，甚至更厚，那就要稍微谨慎一点，不过也要分几种情况来看待。

　　如果平时月经很正常，一周左右就结束了，也没有不正常的出血，没有拖拖拉拉不干净的情况，就可以不管它。因为在这种情况下，就算有8～9毫米的子宫内膜，也可能只是一个小小的内膜息肉引起的。如果内膜息肉大小在 1 厘米以下，月经正常，平时也没有不正常出血，只要做好定期随访就可以了。

如果连着随访两三次，在月经来的第 5 天子宫内膜都比较厚，或者同时有月经持续八九天或更长时间的情况，或是出现不正常的出血，可以考虑做宫腔镜检查，同时对子宫内膜进行诊刮，如果有占位可以一起剥离。子宫内膜占位最常见于子宫内膜息肉、子宫黏膜下肌瘤，以及子宫内膜癌。如果在做宫腔镜检查时发现了，我们会同时处理。

更年期子宫内膜增厚是不是子宫内膜癌

女性进入更年期，由于卵巢功能衰退，孕激素会先于雌激素出现不足。而子宫内膜在雌激素的刺激下会继续增生增厚，但又缺乏孕激素来保护和转化它，所以就容易出现子宫内膜的过度增生，甚至还会引发子宫内膜癌，但这并不是说子宫内膜增厚就一定有严重问题。如果女性的月经周期虽然出现了推迟或提前的情况，但是在一周之内基本能够结束，结束之后也没有不正常出血，就不用太担心。

不过对于更年期的子宫内膜增厚，我们还是要给予应有的重视，最好在月经来的第 5 ~ 6 天查一下 B 超，看看子宫内膜的厚度。

如果月经推迟，可以用孕激素调理一下，催一下月经，同时在月经来的第 5 ~ 6 天，复查一下 B 超，看看子宫内膜厚度。如果这时候子宫内膜只有 5 ~ 6 毫米，就算是正常的；如果子宫内膜还是很厚，或者明显不均匀，或者血液供应比较丰富，就需要做诊刮或者在宫腔镜下诊刮，进而做出准确判断。

子宫内膜息肉如何规范处理

子宫内膜息肉也是很常见的妇科疾病，可能会导致月经持续不净，分泌物增多，还可能引起不孕症。如果刚检查出来子宫内膜息肉，B 超没有提示恶变可能，可以等一两个月，在月经来的第 5 ~ 6 天复查一下阴超。因为子宫内膜息肉做妇科检查是查不出来的，只有通过 B 超才能看到。在月经之前子宫内膜增厚，在 B 超下有可能显示像息肉，但是月经结束后，子宫内膜被冲掉，这种所谓的"息肉"可能就消失了。假如它还持续存在，则可能是息肉。如果息肉＜ 1 厘米，没有明显的不舒服的症状，也可以暂时不处理，只做定期复查即可。假如月经淋漓不净，有不规则阴道流血，备孕半年不成功，息肉＞ 1 厘米或 B 超提示血供丰富怀疑恶性可能，就需要做个宫腔镜手术，至于术后如何防止复发，目前也没有很好的办法，采用短效避孕药或者放曼月乐环可能有一定的积极作用。

　　子宫内膜息肉大多数不会影响怀孕，关键要看息肉的位置和生长的大小。在正常情况下，受精卵着床种植在宫腔内膜靠近宫底部位的地方，如果息肉不在这个位置，或者受精卵避开了息肉就不要紧。但宫腔内膜的空间是有限的，息肉越大，受精卵受影响的概率就越大。如果受精卵正好在息肉上着床，因为其表面凹凸不平，血液供应又比较差，就容易导致着床失败或者怀到一定程度出现胎停或自然流产。

　　因此，临床上如果息肉比较小，可以尝试先备孕半年，如果半年还未成功怀孕，可以做宫腔镜手术，把息肉去掉，再看看内膜的环境，做一下输卵管通液，以提高怀孕的成功率。

子宫内膜癌如何确诊和预防

　　子宫内膜癌的发病率正在逐年增加，尤其在北京、上海、广州这种大城市，子宫内膜癌已经取代宫颈癌，成为排在生殖道第一位的恶性肿瘤。但它又不像宫颈癌，可以通过 TCT、HPV 筛查出来。也就是说，子宫内膜癌缺乏有效的筛查手段，那我们怎么才能知道自己有没有患上这种疾病呢？

　　首先，我们可以通过诱发子宫内膜癌的高危因素进行判断。

比如，跟自己有血缘关系的人中有相关病史；长期受到单一雌激素暴露又缺乏孕激素保护，像排卵障碍的月经失调就是其中之一，最典型的病因就是多囊卵巢综合征；有会分泌雌激素的卵巢肿瘤；初潮太早又绝经太晚。另外，跟代谢有关的肥胖、糖尿病也是诱发子宫内膜癌的高危因素。现代人高脂肪、高热量饮食还有缺乏运动等坏习惯，都是大城市女性子宫内膜癌发病率逐渐上升的重要因素。

其次，我们可以从子宫内膜癌的症状进行判断。最常见的症状就是月经拖拉不干净、不规则阴道出血，尤其是绝经后还有出血。此时在 B 超下通常会显示子宫内膜异常增厚，或者有不规则回声等，要确诊的话，必须取到子宫内膜的组织做病理检查，通常可以做诊刮，有条件的可以在宫腔镜下做诊刮，不容易漏诊。

几年前我遇到一位 52 岁的患者，绝经了两三年，但是阴道一直有出血，这种情况持续了一年。她因为不好意思，一直没有跟家人提起，直到最后实在忍受不了，才来医院做检查，结果发现是子宫内膜癌。做完手术后，病理显示淋巴结有转移，已经属于晚期了，预后特别差。这种情况就让人感到非常惋惜，如果她能在刚开始出现不正常出血的时候就来检查，有可能在子宫内膜癌早期就能进行治疗，效果也会特别好。所以绝经之后，女性如果出现不正常出血，一定要给予重视。如果还没绝经，月经能正常来的女性，月经的模式或者规律突然发生了改变，比如，月经持续不净或者有非月经期出血，也要提高警惕，这一点对肥胖的患者更为重要。

那么，子宫内膜癌应当如何预防呢?

第一，要控制体重，保持中等量的运动，不要让体重超重，更不能出现肥胖问题;第二，尽量避免吃"洋快餐"、膨化食品，还有一些高热量的油炸食品;第三，在适龄的时候就结婚生子，在政策允许下尽量多生几个孩子;第四，每年至少体检一次，有家族史的患者还要适当增加体检次数;第五，乳腺癌患者要警惕子宫内膜癌，尤其是术后医生要求吃他莫昔芬之类的药物，更应当注意;第六，糖尿病、高血压、高脂血症患者一定要积极治疗，至少把各指标控制在正常或接近正常的范围;第七，有子宫的患者避免单用雌激素进行治疗;第八，多囊卵巢综合征这类内分泌失调的患者也要积极治疗，尽量保证月经定期来潮，避免2个月以上不来月经，当然，如果患者一直在吃药让月经不来，那也可以接受;第九，因为避孕或其他问题，需要长期服用短效避孕药的患者，子宫内膜癌的风险可以下降40%以上，尤其是在本身有肥胖问题的情况下，子宫内膜癌风险下降的比例会更高;第十，慎用保健品，尤其是那些可能添加了不明来历的雌激素的保健品。

阴道有褐色分泌物，会是癌症吗

阴道流出了褐色的分泌物，有的女性会非常担心。其实这种褐色分泌物就是血，因为量比较少，在生殖道滞留的时间长，所以被氧化成褐色或者铁锈色。它就是血性分泌物的一种，可能发生在月经前、月经后或者非经期。

在大多数情况下，这种分泌物是炎症或良性疾病引起的，也有可能是内分泌疾病导致的少量出血，最可怕的原因是癌症引起的出血。如果患有宫颈癌，在"爱的鼓掌"之后可能会出现这种褐色分泌物，还可能带着恶臭；如果患有子宫内膜癌或子宫肉瘤，在月经前后可能会出现褐色分泌物，且月经持续的时间也可能特别长；此外，还有一种比较少见也容易被忽视的疾病就是输卵管癌。

因此，出现了这种褐色分泌物，如果通过常规的治疗不能解决问题，我们就要考虑到相对少见但是又比较严重的癌症。必要的宫颈活检、内膜的诊刮，该做的还是要做，而且由于输卵管癌很难诊断，有时候还需要做磁共振，甚至要先手术把输卵管切掉才能诊断。因此，对于经常发生的褐色分泌物，我们既不要过于恐慌，也不能完全不当一回事儿，而是要积极筛查，排除癌症。

宫腔粘连会造成哪些后果

如果女性月经量突然变少，检查内分泌没有发现问题，卵巢功能也没有减退，但是以前做过多次人工流产，那就要高度怀疑宫腔粘连。此时子宫内膜会变得非常薄，除了月经量变少，还可能出现不孕症，这是因为子宫内膜就像土壤一样，如果土壤十分贫瘠，甚至像戈壁滩一样，想在上面种出植物就会非常困难。同样，在贫瘠的子宫内膜上，受精卵很难着床成活，就容易引起不孕或胎停。另外，宫腔粘连还会让经血排出不畅，可能引起痛经。

严重的宫腔粘连，从 B 超上可以看到，但是轻中度的宫腔粘连多数需要用宫腔镜才能诊断。用宫腔镜诊断的同时，我们还可以进行手术处理，一般轻度的粘连手术效果和预后都比较好，中重度的粘连，要看子宫内膜还有多少面积，子宫内膜剩的面积越多越好。假如宫腔粘连很严重，完全没有正常的子宫内膜，宫腔看上去就像"盘丝洞"一样，还有肌性粘连，这种预后就会很差。

在通常情况下，为了预防宫腔粘连复发或促进子宫内膜生长，在做完宫腔镜后，我们会用个节育环或小的球囊，把患者子宫内膜、宫腔撑开，然后再让患者服用雌激素、孕激素，以刺激患者子宫内膜生长，这些措施能让一部分患者恢复受孕的能力，或是能够减轻患者痛经或让患者的月经量增多，但是这些措施对重度宫腔粘连的效果很差，很多患者做了两三次宫腔镜也没有达到预期的效果。

当然，如果患者没有生育计划，也没有痛经，只有月经量减少，甚至不来月经，那也没关系。在这种情况下，患者其实连宫腔镜都可以不做，只要卵巢功能正常，全身其他系统就不会受影响，不用纠结月经来与不来。

女性如何防范子宫脱垂

有些女性会发现自己的阴道拖出来一块肉，感到非常害怕，到医院一查才知道是"子宫脱垂"。正常子宫应该"缩"在盆腔里，如果支撑它的盆底肌肉、筋膜和韧带松弛了，就像弹簧失去弹性，无力托载子宫，子宫就会往下掉，严重的时候，整个子宫都会脱出阴道，引起妇科感染等妇科病，同时多数还会伴有尿失禁。

那么，在什么情况下盆底的这些支撑结构容易变得松弛呢？如果女性多次生育，平时老是便秘、腹压增加，可能就会引发这样的情况。所以从预防的角度来说，产后应当及时进行盆底康复锻炼，同时要调整日常的生活习惯，避免久坐，以防引起便秘、腹压增加等。

另外，女性可以多做缩肛运动，也就是凯格尔运动，练习的时候先缩紧肛门和阴道，保持 5 ~ 10 秒，放松数秒后再做一次，如此反复练习。8 ~ 12 次为一组，每天数组。女性甚至可以在上班路上坐车时或工作间歇进行这样的练习，直到将这种凯格尔运动变成日常生活的一部分。

此外，有些女性还可以试试子宫托，也会有一定的作用。但对于严重的子宫脱垂，可能需要切除子宫后进行盆底的重建。当然，就算是手术之后，我们也不能忽视对日常生活方式的调整，并且还要继续坚持做凯格尔运动，这样不但能够有效减少复发次数，还能够提高自己的"性福度"，因为这会增加阴道的紧致度，有助于提高性生活的质量，也能够减少尿失禁的发生。

切除子宫后，会不会老得快

很多女性觉得子宫被切除后，不来月经，就会老得快。实际上，绝经的本质并不是月经不来，而是卵巢功能衰竭。如果切除子宫，卵巢还在，它还能够按时产生雌、孕激素去保护其他器官，这样器官就不会快速衰老，也不算绝经，可见衰老速度快慢和子宫是否被切除没有直接的因果关系。

不过我们也应当注意到，子宫跟卵巢离得很近，切除子宫后会影响到卵巢的血液供应，可能会让卵巢提前 1 ~ 2 年出现功能衰退。因此，现在临床上良性疾病要切除子宫一般是接近 50 岁才进行，这样就算对卵巢功能有影响，也几乎可以忽略不计。因此，对于年龄较小的女性，不到万不得已，医生都会想办法保留子宫，不能对子宫"一刀切"。

那么，切除子宫到底有哪些坏处呢？这主要体现在以下几个方面：第一，切除子宫后，就不会来月经了；第二，切除子宫后，就不能自己怀孕生子了；第三，国外有研究人员在老鼠身上做了研究，发现切除子宫后，记忆能力可能会受到影响；第四，切除子宫还有一个最大的风险，来自手术本身，比如，手术当中出血、周围脏器损伤、术后肠粘连、伤口长不好等，不过这些问题的发生率都非常低，所以子宫切除手术当时没事的话，就不用过于担心了。

很多女性担心切除子宫后会有盆底功能的障碍，比如，会引起器官脱出，这个概率其实是很小的。事实上，盆底功能障碍跟切除子宫关系不大，但由于很多切除子宫的女性年龄都偏大，盆底功能障碍发生的概率本来就比年轻人高，因此大家才会有这种误解。另外，还有人担心切除子宫后肠子会掉下来。其实也不会，因为盆腔空间并不是填满东西的，它本身就是有空隙的，子宫所占的空间很小，切除子宫后留下的小小空间对于肠子的活动没有什么影响。

那么，切除子宫又会给身体带来哪些好的改变呢？在妇产科中，很多疾病可能需要切除子宫，比如癌症、癌前病变或一些病情比较严重、保守治疗无效的良性疾病。子宫切除后，这些原有的疾病都得到了解决，各种月经不调问题，如月经过多及月经过多导致的贫血等也不会再出现，女性也不会再受到痛经、宫颈癌、子宫内膜癌的困扰，还不用再费心避孕。

那么，切除子宫后会影响"爱的鼓掌"吗？我有一个40多岁的患者，因为宫颈高级别病变已经做了2次锥切，但是最近复查又复发了，只好做子宫切除。在开刀前一天晚上，她丈夫就很不好意思地问我，手术后什么时候才能进行"爱的鼓掌"。一般开完刀后，任何刀疤都有一个愈合的过程，而子宫切除之后，阴道和腹腔是相通的，缝合处在阴道顶，愈合通常需要1～2个月，慢的话需要2～3个月，所以我们建议患者开完刀3个月以后，待医生检查确认伤口长好了，才可以恢复"爱的鼓掌"。当然，子宫切除本身对于"爱的鼓掌"没有影响，因为阴道长度基本上没有发生改变，能够产生激素的卵巢也还在，所以大家不必为这方面的问题苦恼。

第十五章　卵巢发出求救信号

卵巢功能好不好，主要看什么

在没有吃激素的情况下，月经的周期最能反映卵巢的功能，而不是月经的量。相邻两次月经第一天的时间间隔称为月经周期，正常值是 28±7 天。也就是说，月经周期的变化范围＜7 天就可以了。所以，只要女性的月经来得比较准时，总的经期天数为 3～7 天，那就可以认为卵巢功能是比较正常的。

等到卵巢功能开始进入衰退的加速期，月经周期的变化范围就会≥7 天，不过这种情况只出现一次也不要紧，只有在 10 个月内出现过 2 次这种情况，才提示我们可能进入了围绝经期或者绝经过渡期，很多时候还会合并潮热、出汗等表现，这个时候月经量可能多也可能少，所以用月经量判断是不准确的。如果女性不到 40 岁出现这种情况，那属于早发性卵巢功能不全，可用孕激素调理，或是雌、孕激素合并使用。如果女性还有生育的打算，就一定要抓紧时间了，不要等到卵巢功能真的不好，才想起来去要宝宝。

这些不经意的举动，会伤害卵巢

卵巢是女性生殖与内分泌的核心，但是女性在日常生活中的一些不经意的举动，却会在不知不觉中伤害卵巢。

第一就是剧烈的情绪波动。临床上有些患者，因为家庭或事业出现了一些变故，导致情绪剧烈波动，可能引发闭经，偶尔一次闭经，经过调理可以复原，但如果经常情绪剧烈波动，如暴躁、乱发脾气，中枢神经系统的改变就会比较明显，也会影响到卵巢的功能，可能造成不可逆转的卵巢功能衰退。

第二就是吸烟。烟草中的有毒物质对生殖细胞有破坏作用，研究显示，早绝经当中 5% 的原因是由吸烟引起的，还有一些调查发现，吸烟女性的卵泡数会比不吸烟女性的少 7%，每天抽 10 根以上的烟，卵泡数下降的速度会更快。不光自己吸烟会有很多不利影响，被动吸烟也是同样有害的。

第三是环境当中的内分泌干扰物，比如杀虫剂、装修材料、油漆、染发剂、橡胶等都会对生殖系统造成不良影响。研究显示，理发师出现卵巢早衰的概率是非理发师的 5 倍。

第四就是过度减肥。我们当然不希望自己出现肥胖问题，体重能够保持正常是最好的，但有的女性以瘦为美，拼命减肥，甚至减到 BMI ≤ 19，这就属于过瘦的情况。还有的女性在短期内减重太多，导致营养摄入不足，下丘脑分泌激素会受影响，卵巢因此也会无法正常地产生激素，从而带来很多问题，比如，会出现"跌重性闭经"，而且这种跌重性闭经并不一定都是可逆的。在有的情况下，卵巢会出现永久性的早衰。

第五就是经常熬夜，作息不规律。卵巢功能受到大脑皮层－下丘脑－垂体的调控，这种调控是有昼夜节律性的。如果经常熬夜，作息不规律，节律性被打乱，容易伤害卵巢功能，引起月经不调，甚至闭经、早绝经等。

了解了上述这些"糟蹋"卵巢的做法后，我们应当及时纠正一些不好的做法，避免接触有害物质，才能更好地保护卵巢。

发现卵巢囊肿，应当如何处理

卵巢对于女性来说非常重要。但是，如果卵巢长了囊肿，就有可能造成很大的危害。在通常情况下，卵巢囊肿是在体检的时候偶然发现的，它可能会引起不孕，也可能进展为卵巢癌，当然还有一部分会自行消失。因此，如果在体检中发现卵巢囊肿，但没有恶性的提示，我们不用着急，可以等到一两个月后月经来的第 5 ~ 6 天复查一下 B 超，如果囊肿完全消失或者明显变小就属于生理性囊肿。

至于非生理性囊肿最常见的有巧克力囊肿、畸胎瘤、囊腺瘤，恶性的有卵巢癌。通常囊肿 > 5 厘米或出现了不舒服的症状，就需要开刀。如果囊肿短时间内迅速增大，肿瘤指标居高不下，或者 B 超、磁共振提示囊肿里有实质结构，盆腔里有大量的积液，或是绝经后囊肿没有消失，反而在持续增长，这些都不能等，需要尽快开刀，这时候囊肿的大小反而并不是最关键的因素。

畸胎瘤是卵巢上非常常见的一种囊肿，绝大多数是良性的，很少出现恶变。但是，由于它的结构比较特殊，里面可能有油脂、毛发和骨性结构，甚至会有牙齿，所以是不会自行消失的，也没有什么药物可用，大多数最终要手术治疗。但是畸胎瘤在早期比较小，比如只有两三厘米，也没有不舒服的症状，就可以做定期随访，在随访的过程中，要尽量避免引起腹压增加的动作，以免引起囊肿蒂扭转或破裂。另外，平时在生活中，如厕时尽量不要蹲得太久，不要大力咳嗽，或是拎重的东西，还要避免腹部直接受到撞击、剧烈运动或"爱的鼓掌"太过用力等。如果出现了腹痛，休息后仍不能缓解，就要尽快去医院做检查。此外，如果囊肿长到 4 ~ 5 厘米，B 超提示血液供应比较丰富，或者肿瘤标志物升高，尤其是甲胎蛋白比较高，那就要去医院做手术了，可以选择做腹腔镜或者单孔腹腔镜手术。

卵巢囊肿内壁有凸起，如何处理

卵巢囊肿的花样特别多，甚至有时候卵巢癌也会伪装成卵巢囊肿，因此，我们在鉴别卵巢囊肿良恶性的时候，可以注意一个特征，那就是囊肿内壁是否有凸起，有时候医生还会把它描述成"乳头样的凸起"。如果内壁有凸起，且肿瘤标志物很高，磁共振也提示是恶性，那肯定要将整个卵巢和输卵管一起切除，再送去做病理检查。如果只剥离囊肿，在剥落过程中囊肿有可能会破裂，这就等于人为地把癌症播散。但是，如果患者比较年轻，肿瘤标志物又不是那么高，我们可以先尝试剥除囊肿，操作的时候要非常小心，避免破裂。

当然，也不是所有的乳头样凸起都是癌症，也有一些是良性疾病，比如乳头样囊腺瘤。因此，对于年轻患者不能"一刀切"，而是要综合评估，尽量帮患者保存卵巢的功能。

如何预防卵巢囊肿发生蒂扭转

卵巢囊肿或者输卵管囊肿蒂扭转虽然发病率并不高，却是妇产科急诊手术中最常见的病种之一，建议大家如果出现突发的肚子疼，做 B 超提示卵巢囊肿或者输卵管囊肿并扭转，就要赶紧手术，因为在扭转时间短、卵巢还没坏死的情况下，只要及时复位，卵巢还是可以保留的。

下面给大家分享几个这方面的病例。

第一个病例是 11 岁女孩出现卵巢畸胎瘤蒂扭转。当天晚上她吃了一些冷饮，睡觉前又蹦蹦跳跳的，没多久就突然感到肚子疼，而且这种情况几年前就已出现，但家长一直没有给予应有的重视，没有把孩子带到医院检查，导致本来可以及时处理的问题，最终不得不做手术切除一边卵巢。

第二个病例是 12 岁女孩出现输卵管系膜囊肿蒂扭转，她是晚上上厕所蹲的时间比较长，又因为便秘过于用力，导致突发性肚子疼，经过检查，发现是输卵管系膜囊肿蒂扭转。

第三个病例是一个 22 岁的未婚女性，肚子疼了十几小时还伴有干呕，检查后考虑是卵巢囊肿蒂扭转，赶紧手术治疗，结果发现她整个卵巢的根部扭转超过 360 度，卵巢已经水肿变黑，有一定程度的坏死，最终只能整个切除，让人非常惋惜。

像这样的例子还有很多，但通常情况下家长不会带十几岁的孩子到医院做妇科检查，所以我只能建议家长重视孩子的感受，如果孩子一直诉说自己哪里不舒服，家长千万不要觉得她是在"作"，而是要及时带她去医院检查。另外，家长要提醒女孩，平时尽量避免做增加腹压的动作，像上厕所蹲的时间太长、蹦蹦跳跳太剧烈或是肚子上受撞击等，都应当避免。还有，如果女孩突然出现肚子疼，且休息后不能缓解，要立即去医院，因为这可能是囊肿破裂或囊肿扭转，倘若是后者，扭转的时间太长，卵巢就会变黑坏死，那就没有办法保住了。

卵巢癌的高危人群有哪些

卵巢癌虽然不是发病率最高的妇科肿瘤，却是最为恶性的，因为 60% ~ 70% 的卵巢癌在发现时就已经是晚期了，预后很差。

那么，卵巢癌为什么很难在早期得到诊断呢？这与卵巢深藏在盆腔里有很大的关系。盆腔有一定的空间容纳性，卵巢肿瘤长到 5 ~ 6 厘米，从腹部基本上是摸不着看不到的，等到出现症状，比如，出现腹胀、排便习惯和排便性状改变，或是出现阴道出血、消瘦等，卵巢癌可能已经张牙舞爪地到处扩散了。

另外，常规的妇科体检手段，如阴超、肿瘤标志物等，也需要卵巢肿瘤长到一定程度才能发现，这就大大制约了卵巢癌的早期发现，治疗效果自然也不好。

那我们该如何预防卵巢癌呢？对此，我们要特别注意卵巢癌的高危人群：第一是受到遗传因素影响的人群，比如，有血缘关系的直系亲属患了卵巢癌、乳腺癌或者子宫内膜癌，自己就可能有 BRCA1/2 基因的突变，也就成了乳腺癌、卵巢癌这些癌症的高危人群；第二是有一些不良生活习惯的人群，比如，平时喜欢抽烟喝酒、高脂饮食、有肥胖问题、久坐不运动等，这些因素都可能和卵巢癌有一定的关系。此外，我们还要关注年龄因素，40岁以后的女性会逐渐进入卵巢癌的高发人群。如果女性属于上述这些高危人群，就要非常重视妇科体检，必要时还要做盆腔磁共振。

切除卵巢能预防卵巢癌吗

卵巢癌发现的时候大多已是晚期了，死亡率特别高，于是就有女性咨询能不能把卵巢切除，认为这样就不会得卵巢癌了。可事情并没有大家想的这么简单，关于预防卵巢癌，我们需要弄清楚以下这五点事实：

第一，卵巢是重要的性腺器官，它能够提供卵子，还能够产生雌、孕激素，供给内分泌系统，如果在卵巢还有功能的时候就将它切除，那女性就会立刻进入绝经期，各种健康问题都会出现，所以我们要权衡好利弊，不能随意切除卵巢。

第二，卵巢癌家族史是一种高危因素。美国女星安吉丽娜·朱莉的母亲患有卵巢癌、乳腺癌，她本人也查出 BRCA 基因有突变，有 80% 以上的概率会得卵巢癌，所以她选择切除卵巢。因此，如果有家族史同时有 BRCA 基因突变，可以在 40 岁之后预防性切除卵巢。

第三，如果没有家族史，BRCA基因也是正常的，在卵巢还有功能的时候，就没有必要切除。当然，等卵巢丧失了功能，比如已经绝经，或者进入绝经过渡期，在做其他手术的时候顺便把卵巢切除也是可以的，但没必要单独去做手术切除卵巢。

第四，没有特别的方法或药物能够有效预防卵巢癌，有些方法可能会有帮助，但做到容易，坚持却很难，比如多运动、少吃高热量食物、多吃富含膳食纤维的食物、心情不要太压抑、压力不要太大等。另外，怀孕可以抑制卵巢排卵，在一定程度上能够减少患卵巢癌的风险。此外，现有药物中唯一证实能够预防卵巢癌的就是短效避孕药。我们知道，每月卵巢都会排卵，当然要有"破口"卵子才能排出，然后卵巢会去修复这个破口，就会出现细胞增生。在大多数情况下细胞增生不会造成问题，但万一细胞增生发生异常，就有可能导致癌的发生。因此，初潮年龄早，绝经年龄晚且不生育的女性患卵巢癌的风险就会高一点，因为月经周期多，排卵自然会增多，破口细胞增生的频率就会越快，而短效避孕药可以抑制排卵，就会避免出现破口细胞增生这个问题，所以它能预防卵巢癌。现在已经有权威机构通过大量研究证实，常年吃短效避孕药能够降低高达40%～50%的卵巢癌风险，但需常年服用才有效果，偶尔服用，可能效果并不明显。

第五，卵巢"藏"得比较深，卵巢癌又善于伪装，欺骗性很大，日常只有通过例行的妇科检查，还有必要的B超，能够发现一些"苗头"，并可以及时处理应对。必要时我们还可以做 CT 或者磁共振，也可以抽血查卵巢癌的肿瘤标志物，争取早发现、早应对。

CA125 升高是不是卵巢癌

卵巢癌最常见的是上皮癌，80% 的卵巢上皮癌 CA125 都是升高的，而且 90% 的卵巢癌治疗之后的疗效及复发的趋势与 CA125 的消长是一致的。也就是说，CA125 可以用来监测卵巢癌的疗效和复发情况。不过，并不是卵巢癌才会导致 CA125 升高，其他一些上皮性癌，比如消化道癌、子宫内膜癌、肺癌、乳腺癌等也会导致 CA125 升高。

除此以外，有些良性疾病也会来"凑热闹"，比如盆腔炎、盆腔脓肿、盆腔结核，甚至巧克力囊肿、子宫腺肌病等，也会导致 CA125 升高。因此，我们不能单纯地因为 CA125 升高就认为有卵巢癌，通常还要结合卵巢的囊肿生长情况，有没有症状，再根据 B 超及影像学的表现进行综合判断。如果只是查出 CA125 升高，其他因素尚好的话，不必太过紧张，可以等一两个月再复查一下，看 CA125 消长的情况，如果有炎症，还可以先进行抗炎治疗，之后再复查。

绝经后发现有卵巢囊肿，要不要开刀

有位 60 多岁的患者绝经接近 10 年，大概 3 年前体检时发现卵巢上有一个 1 厘米左右的囊肿，但她没有什么不舒服的症状，化验指标都正常，所以决定定期随访。最近复查却发现囊肿长到了 3 厘米。患者非常紧张，门诊医生也很谨慎，又做了一次增强的盆腔磁共振，提示可能是囊腺瘤，血液供应也不丰富，也没有大量的盆腔积液，肿瘤标志物也正常，良性的可能性较大。那么，这样的情况要不要开刀呢？

卵巢囊肿如果要开刀，需要满足三个标准：第一，囊肿持续存在，长到了 5 厘米左右，平时有不舒服的症状，比如感觉肚子疼；第二，B 超、磁共振提示有实性结构，血液供应丰富；第三，有比较多的盆腔积液，肿瘤标志物明显升高。

虽然这个患者不符合上述任何一条标准，但是门诊医生还是坚持建议她做手术，因为绝经以后囊肿没有变小还在增大，这也是一个高危因素。患者接受了建议，后来术中快速冰冻切片提示是卵巢癌，不过幸好是最早期 Ia 期，如果拖着不开刀就会耽误病情。

这也可以看出，卵巢癌很多时候善于伪装，发现它的时候往往为时已晚，预后也特别差。所以相比子宫肌瘤，我们对卵巢囊肿的处理会积极一些，尤其是绝经后卵巢囊肿没有明显缩小或持续不变，或是在缓慢增大，通常不论囊肿大小如何，我们都会倾向于做手术，因为这个时候已经进入了卵巢癌发病率比较高的时期。所以女性要重视自己的身体健康，定期做妇科检查，尤其家族中有妇科恶性肿瘤史的更要提高警惕，定期体检，平时如果有什么不舒服的症状，要及时到医院去检查一下。

第十六章　你真的了解 HPV 吗

HPV 感染，没什么大不了的

很多女性对 HPV 感染"谈虎色变"，其实它并没有什么大不了的。

HPV 是人乳头瘤病毒的英文简称，目前已经确认的 HPV 亚型有 200 多种，会引起癌变的只有十几种，称为高危型 HPV。它们喜欢往人的皮肤、黏膜上"跑"，最常见的有宫颈、阴道、外阴、肛周黏膜，以及口腔的黏膜。宫颈感染 HPV 后绝大多数没有任何临床表现，所以根本不知道自己是什么时候感染上的，而且病毒很少会进入血液，所以没办法通过免疫反应产生足够的保护性抗体。很多人感染之后转阴了，没过多久可能又重新感染，只有接种 HPV 疫苗，才能产生足够的保护性抗体。

有数据指出，性活跃的女性一生中有 80% 以上可能感染至少一次 HPV，不过其中大约 90% 在两年之内会被自身免疫系统清除掉，所以大家不用过于担心。就算有一小部分变成持续感染，它也只是一种带病毒状态，我们可以理解为那是一个病毒携带者，而不是一个病人。由此可见，HPV 并没有什么可怕的。

在感染了高危型 HPV 人群中，只有少数几个可能会变成宫颈癌，而且从高危型 HPV 感染到最终变成宫颈癌，也是一个漫长的由量变到质变的过程，可能要花上几年，甚至十几年、二十年的时间，才会从低级别病变发展到高级别病变，最终进展为宫颈癌。所以，定期筛查一般是不会漏的。

那么，哪些情况容易感染 HPV 呢？第一，初次性生活年龄小，一般 < 20 岁；第二，性生活活跃，有多个性伴侣（包括女性自己或配偶有多个性伴侣）；第三，经常出现生殖道炎症的人，还有一些免疫系统疾病，或者因为器官移植、系统性红斑狼疮等疾病需要长期吃免疫抑制剂的人都容易感染 HPV，并且容易持续感染。

知道这些知识以后，我们就可以尽量避免风险因素，比如平时要保持好的生活、运动习惯，不要有多个性伙伴，"爱的鼓掌"时让对方全程戴好避孕套，这可以大大降低 HPV 互相传播、重复感染。当然，更关键的是要接种 HPV 疫苗，这样就能够产生主动保护的抗体，预防 HPV 感染。

治疗 HPV，真的有特效药吗

女性应当了解这样一个事实，那就是 HPV 并没有特效药。虽然很多厂家动不动就宣传自己的药物疗效非常好，90% 以上会转阴，甚至有些医生也说用药可以改善宫颈局部免疫力，辅助转阴。对此，女性可不能轻信，我们看一个药物或者疗法有没有效果，最关键不是看厂家的宣传，而要看这个药物有没有经过非常好的临床研究，并报告以证实它的疗效，当然更好的是这种疗法写进了指南、诊疗常规，甚至是我们的教科书中，那才是真正切实可行的。

现在市面上宣传的所有 HPV 药物，应该说用与不用效果都差不多。不过，虽然 HPV 没有药物可以治疗，但可以防患于未然，最有效的方法就是主动去接种 HPV 疫苗，能够有效预防 HPV 感染。当然，我们也要保持好的生活、运动和饮食习惯，让自己的免疫系统处在一个比较良好的状态，就可以抵御很多病毒。

此外，就算女性真的变成了病毒携带者，出现持续感染也不要担心，只要定期做好 TCT、HPV 等宫颈癌筛查，争取有问题及时发现、及时治疗即可。

只有女性才会感染 HPV 吗

HPV 感染并不是女性的"专利"，男性同样也很容易感染 HPV，不过大多数男性感染 HPV 之后都是无症状的，身体没有任何不适，也就不会意识到自己身上带有 HPV。而且男性到男科、泌尿科、皮肤科去做检查，假阴性的概率也很高，很难查出病毒的存在。在这种情况下，如果发生了"爱的鼓掌"，男性携带的 HPV 很容易传染给女性。另外，男性 HPV 持续感染也有发展为癌症的可能，所以在国外，HPV 疫苗是要求男性女性都接种的，否则其中一方已经转阴，又被感染者通过"爱的鼓掌"回传病毒，导致复阳，就会更加麻烦。

"爱的鼓掌"中男性全程使用避孕套，虽然可以有效地阻断病毒的互相传播，但是并不能完全阻断，因为病毒也有可能在外生殖器官或肛周存活，在互相接触的过程中就有可能传播病毒。不过避孕套毕竟能够起到绝大部分的阻碍作用，而且它还有避孕，阻断艾滋病、梅毒这些典型性传染性疾病的作用，所以在进行"爱的鼓掌"时，男性一定要注意全程佩戴。

HPV 感染应该如何预防

人体自身免疫力是 HPV 转阴的关键，70% 左右的 HPV 阳性可以在一年之内被转阴，90% 左右可以在两年之内被转阴。那么，该如何提升人体的自身免疫力呢？我们不用去依靠什么保健品，关键是要做到作息规律、不熬夜、不抽烟、少喝酒，同时要保持中等量的运动，每周要运动 4 ~ 5 天，每次半小时以上。另外，还要做好防护工作——每次性生活，男性全程都要戴避孕套，防止互相传染。

很多人担心住酒店的时候，毛巾、浴巾、马桶会传播 HPV。说实话，这个概率是非常小的，只有在一些极端条件下才可能发生传播。比如，上个住客带有病毒的黏液粘在马桶圈上，然后下个住客马上一屁股坐上去，那有可能会通过生殖道的黏膜传播。但这种情况是极其少见的，一方面，病毒在体外存活的时间非常短，很快就会死去，而住客办理手续入住需要一定的时间；另一方面，上个住客离开后，酒店房间会被彻底打扫，毛巾也会被换掉，所以几乎没有可能出现上下两个住客"无缝衔接"使用马桶或毛巾的情况，我们也就不必过于担心。

HPV16 阳性，何时做阴道镜活检

HPV 病毒分为很多种，包括 HPV6 型、HPV11 型、HPV16 型等。HPV16 阳性，指的就是人体内存在 HPV16 型病毒感染的情况，这属于高危型感染，50% ~ 60% 的宫颈癌都是由它引起的，所以我们对待 HPV16 型的阳性通常会比较慎重，不管 TCT 情况如何，通常倾向于做阴道镜活检。

如果患者比较年轻，只有二三十岁，没有不正常的阴道出血，可以等 6 ~ 12 个月再复查，因为有 70% 的病例在一年内会自行转阴。如果一年之后还是阳性，或者患者有不正常的阴道出血，比如同房后出血；或者医生认为宫颈情况不是特别好，TCT 提示有非典型鳞状上皮细胞或者非典型的腺细胞，或者有低级别病变、高级别病变等。在这些情况下，出现宫颈病变的可能性会比之前高一些，就需要做阴道镜以进一步排查。

查出 HPV 阳性，还能怀孕生产吗

有的女性会问："如果在备孕的时候查出了宫颈 HPV 阳性，还能不能怀孕呢？"其实只要 TCT 结果是正常的，也没有什么不舒

服的症状，就可以继续备孕，因为 HPV 感染后，病毒一般不会进入血液，也不会通过胎盘传给胎儿，引起胎儿畸形。有些研究说宫颈 HPV 可能会逆行到宫腔去影响胎儿，其实这种影响是很小的，基本上可以忽略不计。

如果在怀孕的时候查出 HPV 阳性，假如没有病变，那也没事；如果有病变，比如高级别病变、癌前病变，这时也可以暂不处理，等产后再采取措施，因为就算是癌前病变，也不会在这几个月里迅速发展。如果孕期已确诊宫颈癌，需积极治疗。

那么，宫颈 HPV 阳性能不能顺产呢？其实不管是顺产还是剖宫产，胎儿都有可能接触到产道和羊水，有可能被感染上，当然顺产感染的概率会大一点，不过就算被感染了，两年之内也会被新生儿自身的免疫力给清除掉。因此，即使查出 HPV 阳性，也没必要一定要剖宫产，顺产也是可以的。但是，如果查出 HPV 阳性，同时阴道或者宫颈有尖锐湿疣长出来，或者宫颈存在癌前病变，那就建议去做剖宫产。

如何正确选择 HPV 疫苗

宫颈癌是由高危型 HPV 持续感染导致的，目前已经有针对 HPV 的疫苗，可以用于预防宫颈癌，但很多女性还是持观望态度。根据最新的《新英格兰医学杂志》刊载的一篇报告，超过167万瑞典女性接种了四价HPV疫苗，通过随访10～30岁接种疫苗的女性，发现她们到31岁的时候，宫颈癌发病率下降了63%；如果是17岁之前就接种疫苗的，宫颈癌发病率下降更明显，能够达到88%。因此，我们希望适龄的女性都能接种HPV疫苗。

目前我们国家大陆地区有三种HPV疫苗，二价疫苗适用于9～45岁的女性，一般要打三针，它能够预防HPV16和HPV18两种高危型HPV，而这两种类型是HPV中最危险的，占到宫颈癌发病的70%左右。

四价疫苗，在二价疫苗的基础上还多预防了HPV6、HPV11两种低危型HPV。也就是说，四价疫苗预防宫颈癌的效率理论上和二价是差不多的，但它还能预防尖锐湿疣，因为HPV6、HPV11比较容易引起尖锐湿疣，占到尖锐湿疣发病的90%～95%。四价疫苗，现在9～45岁女性都可以接种，一般也是打三针。

九价疫苗在四价疫苗的基础上又多预防了五种高危型HPV，所以它预防宫颈癌的概率可以达到90%以上。另外，九价疫苗还兼有四价疫苗的预防尖锐湿疣的作用，但它适用的人群比较窄，仅适用于16～26岁的女性。

说到这里，很多女性可能会问："HPV疫苗为什么一定要限定年龄呢？"在境外很多国家和地区，9～45岁的女性都可以打九价疫苗，而我们国家之所以要定在16～26岁，主要是因为国外的进口疫苗或药品需要经过我国人群的验证之后，才能批准用于相应的适应证。九价疫苗进入我国的时候，我们只是选择了16 ~ 26岁的女性做验证，这也就是目前的适用年龄范围。随着临床试验的不断推进，未来可能会扩大人群或年龄范围。可喜的是，HPV二价的国产疫苗也已经研制成功并上市，大家在接种时又多了一个选择。

了解了三种HPV疫苗的主要信息后，我们又该如何去接种呢？一般接种疫苗的地方是社区卫生服务中心，当然，不同地区的情况不一样，有些医院也可以进行HPV疫苗接种。

出于一些原因，有些女性到了打疫苗的时间，却不能按时接种疫苗，该怎么办呢？通常疫苗在一定时间内接种就能产生效果，比如，HPV疫苗一般建议第二针与第一针间隔1 ~ 2个月，但是这个间隔时间适当拉长到3 ~ 4个月也没问题；而第三针与第一针一般建议间隔半年，但是如果时间不合适也可以再延长，比如间隔7 ~ 8个月都是可以的。一般我们建议三针在12个月内打完就没问题，所以中间需要推迟接种的话要做好时间规划，而且最好跟疫苗接种点先预约好，不然去了可能没有疫苗。

当然，就算是已经接种了HPV疫苗，我们也不能掉以轻心。HPV疫苗确实能够预防HPV，其中效果最好的当然是九价疫苗，它能预防七种高危型HPV和两种低危型HPV，还可预防90%以上的宫颈癌和癌前病变，然而就算是九价疫苗也不能保证100%

预防 HPV 感染，而且还有少数的宫颈癌不是由 HPV 引起的，所以就算接种了九价疫苗，我们也建议大家定期进行宫颈癌筛查，包括 TCT 和 HPV 的联合检测。只有适龄女性都接种上 HPV 疫苗，同时定期进行宫颈癌的筛查，才能够真正降低宫颈癌的发生率和死亡率。

有些女性会遇到这样的问题：HPV 疫苗预约到了时间，但是又希望接种新型冠状病毒疫苗，那么，这两种疫苗会不会互相干扰呢？目前国内的新型冠状病毒疫苗主要是全病毒的灭活疫苗，按照以往的经验，是不会和其他疫苗产生干扰的，但是因为缺乏这方面的数据研究，所以建议两种疫苗错开 2 周以上的时间去接种，这样比较保险。

自然感染 HPV 还要打疫苗吗

很多女性咨询："我已经感染过 HPV，是不是体内已经有了抗体，就不需要去打 HPV 疫苗了？"显然不是这样的。自然状态下感染的 HPV 很少会进入血液，但人体如果要产生大量的保护性抗体，就必须激活血液里的免疫系统，所以自然感染的 HPV 根本不足以产生足够的保护性抗体，只有接种 HPV 疫苗，才能达到这样的效果。

因此，不管女性是现在感染 HPV，还是以前感染过 HPV，都可以去接种疫苗，因为 HPV 很容易转阴，转阴后再感染 HPV，就会受到疫苗的保护。比如，女性曾经感染过 HPV16，未来再感染这种类型的病毒就会被疫苗保护，只是达不到从来没感染过的那种 100% 的保护力，效果大概只剩下 60% ~ 70%。如果 HPV 疫苗包含的亚型没有感染过，那么疫苗的预防力还是接近 100%。当然，HPV 疫苗最佳接种时机是在第一次性生活之前，也就是有可能感染 HPV 之前去接种，效果最好。

那么，为什么有的女性明明已经接种了 HPV 疫苗，却还是会被感染呢？这主要有几种情况：第一，就算是最好的九价 HPV 疫苗，也只能预防七种高危型和两种低危型 HPV，而高危型 HPV 就有十几种。也就是说，它只能预防一半的高危型 HPV，对于没有预防到的 HPV 亚型，就没有什么保护力了。第二，如果女性既往感染过某个 HPV 亚型，比如说 HPV16，后期也转阴了，然后女性去接种疫苗，对于感染过的 HPV 亚型，疫苗达不到对于没有感染过的 HPV 的那种 100% 的预防效果。第三，既往感染过、HPV 检测没查到，即假阴性可能。当然还有一种原因，是疫苗本身的质量"不靠谱"，特别是在一些不良的机构接种疫苗，更容易遇到这样的问题，所以我们建议女性一定要到正规的医疗机构或疾控中心去接种疫苗。

宫颈癌发病率为何居高不下

宫颈癌目前排在我国女性生殖道癌症第一位，每年新增宫颈癌病例超过 10 万，居全球第一。2018 年，我国 15 ~ 44 岁的女性当中，宫颈癌的发病率仅次于乳腺癌、甲状腺癌，位居癌症排行榜的第三位。

在过去的困难年代，因为经济卫生条件较差，再加上女性有很多是多产，导致宫颈癌发病率居高不下。而现在经济卫生条件越来越好，宫颈癌的发病率为什么会居高不下呢？这和几方面的因素有关：第一，人们的生活方式虽然发生了明显的改变，但过早开始性生活、有多个性伴侣等，仍然是诱发宫颈癌的高危因素，因为这些行为会增加 HPV 的感染风险；第二，很多人喜欢熬夜、抽烟，又不爱运动，这对身体的免疫力会造成负面影响，而免疫力是清除 HPV 的主要动力。

当然，现在很多人健康意识逐渐增强，会定期做体检、宫颈癌筛查，检出率提高，这对控制宫颈癌也有正面影响，因为通过筛查能够早发现、早诊断宫颈癌或癌前病变，这样治疗效果就会比较好。因此，我们要继续保持好的做法，同时把不好的做法尽量摒弃掉。

宫颈癌如何进行早期排查

　　如果不做检查，我们怎么样才能知道自己可能有宫颈癌呢？这需要我们关注以下三种症状。

　　第一种症状就是不正常的阴道出血，尤其是"爱的鼓掌"之后有出血；第二种症状是不正常的阴道排液，有的就像清水一样，有的是血水，还有一些是黏液，量大的话还可能会有恶臭；第三种症状就是疼痛，但是到出现疼痛的时候，大多数都已经是晚期了，还会出现转移。而早期宫颈癌和癌前病变绝大多数都没有明显的症状，在这种情况下，我们就不能靠这些症状来判断，而是需要做宫颈癌筛查，包括 TCT 检查或者 LCT 联合 HPV 检测。

　　如果 TCT 检查的结果是正常的，就可以排除宫颈癌了吗？并不是这样的。TCT 是宫颈脱落细胞学检查的一个项目，同类的还有一个 LCT 检查。我们医院大规模的临床病例资料显示，在我们医院诊断出宫颈癌的患者，过去一年 TCT 或者 LCT 的报告有 15% 左右是正常的，如果是宫颈腺癌，这个比例可能会更高一点，可见漏诊比例是比较高的。

　　那该如何去弥补呢？这里有两个建议，第一个是联合 HPV 的检测报告，因为高危型 HPV 是宫颈癌的致病因素，我们医院的临床数据显示，诊断出宫颈癌的患者过去一年单独的 HPV 报告正常的比例有 15% ~ 20%，也有一定的漏诊率，但要是将 HPV 和 TCT 一起联合筛查，漏诊的比例不到 5%；第二个是提高宫颈癌的筛查频率，根据国内外的指南，性活跃期的女性如果单独做 TCT 或者 HPV 检测，结果正常的话，可以每三年查一次，而两者联合筛查正常的话，筛查的间隔时间可以更长，所以临床上我们通常建议有条件的女性如果两者联合筛查正常的话，可以两三年后再查一次，当然每年做一次更好。只有科学合理地进行宫颈癌筛查，才能早发现宫颈癌及其癌前病变，然后才能早治疗，这样愈后的效果就会特别好。

宫颈低级别病变要手术吗

对于宫颈低级别病变，我们不要过度治疗。宫颈低级别病变，如 CIN1 级或者 LSIL 级病变，并不是宫颈癌，有时候我们会把它当成是癌前病变，但实际上它是一种比较轻的改变，人体对它有免疫力。

有数据显示，50% ~ 60% 的宫颈癌前病变一年后会自行好转，20% ~ 30% 的病变仍维持现状，只有百分之十几的病变可能会继续进展。因此，如果女性比较年轻，又没有什么不舒服的症状，不妨等到半年或一年后再复查。如果一年后还是低级别病变，再去做激光或微波冷冻等也来得及。当然有的医院没有激光治疗，或是患者反反复复出现低级别病变，或是宫颈管里也有低级别疾病，我们也可以做一个小的利普刀（LEEP）锥切，但不要去过度治疗。要知道，HPV都没有特效药，更不用说发生病变了。我们与其期待什么特效药，不如依靠人体自身的免疫系统实现病变转阴。因此，我们一方面要保持好的健康状态，以提升免疫力；另一方面要重视疾病，但不用去害怕它，只需做好定期检查，注意防范少部分病变发展为宫颈癌。

宫颈高级别病变如何保留子宫

宫颈高级别病变的全称是"宫颈高级别鳞状上皮类病变"，它包括宫颈上皮内瘤变二级到三级。因为这类病变多数没有症状，不会引起不舒服，所以临床上大多数都是通过常规的宫颈癌筛查才能诊断出来。它也是宫颈癌的癌前病变，如果我们放任不理，过几年很可能要进展为宫颈癌，所以在正式癌变之前发现它的存在，其实是一件值得庆幸的事情，我们不必为此恐慌，而是应当调整心态，积极去治疗。

对于宫颈高级别病变，如果患者已经绝经多年，宫颈严重萎缩，没办法做锥切，建议直接切除子宫。在其他情况下，只要宫颈还有一定的大小，能够进行锥切，就还是有保留子宫的可能。

　　至于锥切，也有两种方式，分别是利普刀锥切和冷刀锥切。锥切目的有两个，除了切除病变，还可以明确是否有更深层次的疾病，比如，锥切出来后如果发现有宫颈癌，那就要按照宫颈癌去治疗；如果没有宫颈癌，切缘是阴性的，那么锥切可以达到治疗的效果，就可以不切除子宫，以后定期随访即可。

　　如果切缘是阳性的，我们也要分几点来看。如果患者已经绝经了，年龄达到 50 岁或者更大，可以直接把子宫切除；如果患者已经完成生育任务，没有再生育的打算，也可以直接切除子宫；如果患者还有生育需求，或者舍不得切子宫，我们也有义务帮患者保留子宫。如果保留子宫，那接下来该怎么处理呢？我们可以考虑进行第二次锥切。如果第二次锥切切缘出现阴性，那么只要做定期随访就可以了；如果切缘还是阳性，绝大多数情况没办法进行第三次锥切，这时才会考虑把子宫切除，或者保守一点，把整个宫颈切除，保留子宫。由此可见，绝大多数宫颈高级别病变都是有机会保住子宫的。

第六部分
日常保养：让女人如花般绽放

第十七章　别忽视了乳房保养

如何看懂乳腺检查报告

乳腺结节正规的报告上面都会进行 BI-RADS（Breast Imaging-Reporting and Data System，乳腺影像报告和数据系统）分级，目前这种分级有 7 级，理论上数字越小越安全，但也不是绝对的。比如，0 级是指检查不完全，医生需要进一步检查才能确定它到底是良性的还是恶性的；如果是 1 级或 2 级一般就不用担心了，只要定期检查就可以；3 级绝大多数还是良性的，恶性病变的概率≤ 2%；到了 4 级就要小心了，风险正在不断增加，它又可分为 4a、4b、4c 这三个亚级；到了 5 级，有 95% 以上是恶性的；6 级已经证实是恶性的，只是为了制定治疗策略，医生还需要进一步做检查。

女性如果没有感觉不舒服，报告显示是 1 级或 2 级，就不用担心；如果是其他分级，最好咨询乳腺科医生。如果是年纪较轻的女性，每年做一次 B 超就可以，40 岁以后可以根据情况加上乳腺钼靶检查，这属于常规的体检。特殊人群、危险人群，还要根据具体的情况来定。

妇科医生其实也会看一些乳腺的小问题，比如女性有高催乳素血症，就要检查一下乳腺有没有溢乳；或者检查青春期少女发育的问题，会看一下乳腺发育的情况，然后来判断性早熟的程度，或者考虑有没有其他一些性发育的问题。这些都是简单的检查，绝大多数乳腺的问题还是要找乳腺科、甲乳科或者普外科医生，千万不要再找妇产科医生。

乳腺增生与结节能不能喝豆浆

很多女性认为，有乳腺增生、乳腺结节就不能喝豆浆，因为豆浆里有雌激素。可豆浆里到底有没有雌激素呢？答案是否定的。豆浆里有的只是植物雌激素，它的主要成分是大豆异黄酮，虽然名字中带有"雌激素"三个字，但它和雌激素不同，只是结构上有点相似。所以在某些特定的情况下，植物雌激素能够和雌激素受体进行微弱的结合。如果人体内的雌激素水平是足够的，相应的雌激素受体都会被自身分泌的雌激素占满，这时候即使摄取了大豆异黄酮，它也无门可入，发挥不了作用。

但是，如果我们体内的雌激素水平不够，大豆异黄酮就可以"乘虚而入"，与部分雌激素受体结合，发挥一定的作用，当然这种作用是非常微弱的，大概只有相同浓度雌激素的 1/10 000，甚至更低。这点微弱的雌激素作用，不足以刺激子宫肌瘤和乳腺增生，所以我们完全不用担心。科学家也通过研究证实，乳腺癌患者长期喝豆浆、吃豆腐可以降低死亡率，当然这并不是说乳腺癌患者就要放弃治疗，然后拼命喝豆浆，只是告诉大家喝豆浆不会对乳腺造成负面的影响，所以大家尽管放心去喝。同样的道理也适用于子宫肌瘤。

第十八章　别让骨质轻易流失

都是骨质疏松"惹的祸"

骨质疏松患者大多是女性，我们可以看到很多老年女性变得驼背，或者身高变矮，有些人只是不小心摔了一跤就骨折了，这些其实都是骨质疏松"惹的祸"。骨质疏松一旦引起骨折，20%的患者在一年内可能会死亡或者长期卧床，最终死于吸入性肺炎或褥疮等感染。因此，骨质疏松被人们称为"沉默的杀手"。当然，还有一部分患者能好转，但也会致残。

除了绝经后的女性，卵巢早衰、过于瘦小、家族中有骨质疏松史，以及平时不喜欢运动、抽烟酗酒的女性，都是骨质疏松的高危人群，还有一些因为疾病需要长期服用强的松、地塞米松等肾上腺皮质激素的女性也属于骨质疏松的高危人群。

那么，为什么女性比男性更容易患骨质疏松呢？原因主要有几方面：第一，我们的骨质每时每刻都在经历着骨形成和骨破坏，年轻的时候骨形成速度超过骨破坏速度，所以骨量在逐渐增加，在30岁左右骨量储备达到高峰，但是女性的先天储备本来就比男性少；第二，30岁左右之后骨破坏的速度超过骨形成，骨量就会逐渐减少，而女性的骨破坏速度会比男性高出几倍；第三，我们知道性激素可以保护骨质，但女性在50岁左右会出现绝经，而男性所谓的"更年期"出现的时间要晚得多，有时甚至60多岁才出现，大多数不明显，可见女性缺性激素更早更明显，骨量因此受到的影响更大。

如果把骨量储备比作银行存款，女性的"银行存款"本来就比男性少，消耗得又比男性多，而且又没有什么特别的保护机制，自然要比男性更容易发生骨质疏松。因此，女性应当从小就开始保护骨质，不但要补充足够的钙和维生素D，还要保持良好的运动习惯，以增加肌肉量，这样也能给骨骼提供更强的支撑力。40岁以后的女性，可以考虑每年做一次骨密度的检测；到了更年期，该用的雌、孕激素要及时用上，这也是防治骨质疏松的有效方法。只有做好这些日常保养工作，才能保证骨质状况比较好，不容易出现骨质疏松。

骨质疏松要不要用药治疗

如果发生了骨质疏松，要不要用药治疗？很多女性可能会说："我没有感觉不舒服，也没有骨折，为什么要给我用药？"其实出现骨质疏松，用药还是很有必要的。比如，发生"脆性骨折"，即自己摔一跤，手或者脚就骨折了，这和外力暴击，像汽车撞击或者高楼坠下造成的骨折不同，脆性骨折不管骨密度多少，都建议用药治疗。如果肯定有骨质疏松或者骨密度的 T 值 ≤ –2.5，就要用药；如果 T 值介于 –2.5 ~ –1，同时合并有骨质疏松的高危因素，也要用药治疗。

具体来看，骨质疏松首先可以用口服药，比较方便，像阿仑膦酸钠、利塞膦酸钠都可以。如果口服药物会引起不良反应，比如有些人胃肠道反应会很重，对药物不能耐受，或者有些人依从性差，不能按时来复诊随访，当然也有些年纪特别大，身上有多处骨折的患者，或是骨密度特别低的患者，可以考虑注射特立帕肽等。因此，女性如果有骨质疏松的问题，建议还是到骨科去评估一下，再积极配合医生进行治疗。

预防骨质疏松只能靠补钙吗

一说到预防骨质疏松，我们就会很自然地想到"补钙"。的确，缺乏钙和维生素 D 是发生骨质疏松的高危因素，但并不是唯一的因素。像体形过瘦、BMI ＜ 19，以及长期不运动、抽烟喝酒等也都是引发骨质疏松的高危因素，而且女性绝经后，绝大多数都有骨质疏松的问题，因为缺乏雌激素保护骨质。同时，代谢性疾病，如甲状腺功能异常、甲状旁腺功能异常、糖尿病等，也都会影响骨代谢。还有些人需要长期服用肾上腺皮质激素或者免疫抑制剂等，这也会影响骨质。

另外，年龄对于骨质疏松也是一个非常重要的因素。一般年龄越大，越容易出现骨质疏松，绝大多数防治骨质疏松的指南都把补钙和补维生素 D 作为预防骨质疏松的基础措施。但是，如果女性已经到了围绝经期，出现了更年期症状，建议同时用雌、孕激素。雌、孕激素绝对是预防骨质疏松非常有效的一线方案，当然只适用于女性。此外，如果真的出现了骨质疏松，还需要用其他抗骨质疏松的药物。

女性日常如何合理补钙

我们都知道补钙是预防骨质疏松的基础措施，平时也很注意为自己补充含钙的食物，但还是会出现缺钙的问题，这到底是怎么造成的呢？原来，按照我们中国人的饮食习惯，吃进去的钙通常是不够的。

比如，我们会用骨头汤来补钙，可事实上，骨头里的钙不容易析出。实验证明，用高压锅炖骨头汤2小时后，骨髓里的脂肪已经被熬出来了，汤中的钙含量却微乎其微，根本不能满足成年人每天需要的钙质要求。

也有人认为喝豆浆可以补钙，可是豆浆营养价值虽高，钙含量却远低于牛奶，它的好处其实是能够提供植物雌激素，有助于降低更年期骨质疏松风险。

还有人说芝麻酱、虾皮可以补钙，虽然这类食物的钙含量确实很高，但是我们要注意，这里说的钙含量是100克食物中的钙含量，100克相当于二两，我们一天能吃二两虾皮、喝二两芝麻酱吗？显然不能！

所以我们要摆脱这些补钙的误区，要想补钙，最好的食物就是牛奶，每天喝四五百毫升牛奶，钙的摄入量基本上就足够了，还能补充优质蛋白，可谓一举多得。

不过，有的女性对乳糖不耐受，喝牛奶后会拉肚子，那可以把牛奶换成酸奶。此外，酸奶饮料、优酸乳等不能替代牛奶、酸奶。因为这些饮料中添加了水、白砂糖和各种添加剂，味道确实非常可口，但营养价值却比不上牛奶和酸奶，长期饮用，不但达不到补钙的目的，还可能造成龋齿、肥胖。

因此，女性在挑选补钙奶时，一定要谨慎，可以多关注食品标签，选择质量有保证的纯牛奶或酸奶。如果女性不能坚持喝牛奶、酸奶，也可以适当补点钙片，但应当在医生的指导下科学合理地补钙，满足身体对钙的需求，预防骨质疏松。

晒太阳和补钙有什么关系

我们可能常常被医生叮嘱："别光顾着补钙，平时还得多去晒晒太阳。"当然，晒太阳本身是不能补钙的，但它可以促进钙的吸收。因为我们从食物中摄取的钙在肠道里需要活性维生素 D 的帮助，才能被人体吸收，不然这些钙就会被白白浪费。不仅如此，活性维生素 D 还能帮助钙在骨头中沉积下来。一些研究显示，活性维生素 D 可以在一定程度上减缓阿尔茨海默病，也能减少子宫肌瘤的发生和复发。可见它的作用有多么重要。

不过日常饮食中的维生素 D 含量很少，所以我们要通过晒太阳来帮忙。太阳光中的紫外线照射在皮肤上，可以把维生素 D 前体转化成维生素 D，再通过肝、肾两个器官的代谢，最终形成活性维生素 D。

说到这里，有的女性可能会担心经常晒太阳会让自己白皙的肌肤变得粗糙、黝黑，甚至还有女性问能不能涂上防晒霜再去晒太阳。事实上，紫外线必须和皮肤"亲密接触"后才能起到应有的作用，所以涂防晒霜、用遮阳伞，或是隔着一层玻璃晒太阳都无法产生理想的效果。我们可以走到户外，让自己沐浴在自然光下，或是坐在窗前，打开窗户，让太阳光直接晒到皮肤上。

当然，晒太阳的时间不必太长，每天只要晒半小时就够了。夏天阳光炙热的时候，我们可以戴上墨镜，避免阳光晒伤眼睛，有条件的话还可以戴上护发帽，以保护自己的秀发。冬天太阳光中的紫外线较弱，我们在晒太阳时最好不要穿得太厚，否则紫外线很难透过衣服接触到皮肤。如果女性实在舍不得皮肤晒黑或是所在地区一直是阴雨天气，见不到阳光，那也可以适当补充维生素 D，一般成年人每天需要 800 ～ 1000 国际单位的维生素 D，有骨质疏松的女性或者老年女性还要适当增加一些量。

第十九章　健康美丽"吃"出来

预防贫血可以吃哪些食物

女性每月都要来月经，有的女性经期时间长，出血量多，铁元素丢失得多，容易贫血。另外，有的女性为了保持苗条的身材会控制饮食，导致营养不良，也容易出现缺铁性贫血。贫血会让女性的脸色变得十分苍白，哪怕涂再多的腮红来掩盖，也没有健康自然的红润脸色好看，而且贫血还会引起身体无力、易疲倦、头晕眼花，有时指甲也会出现异常——变白、变薄，甚至会出现难看的匙状甲。

为了找回健康和美丽，女性应当重视贫血问题。找出月经量多的原因，及时治疗。如果贫血比较严重，需要吃点铁剂。如果不想吃药，贫血的程度也比较轻，可以通过饮食来补铁。

能够补铁的食物有动物的肝脏、动物血、瘦肉，还有贝壳类的海产品。动物血或动物肝脏，每周可以吃两三次，每次吃 25 克，也就是半两，大概相当于一元硬币那么厚、巴掌那么大就够了；如果吃瘦肉补铁，猪肉、牛肉、羊肉每天吃 50 克，也就是一两；如果是吃牛肉，精品牛肉卷大概吃三四卷就够了，雪花牛肉就要多吃几卷，因为这种牛肉卷上的肥肉多一些；如果要吃贝壳类的海产品，每天吃 40 ~ 75 克即可，也就是吃十五六个正常大小的蛏子就够了。

除此以外，女性还要改变一些饮食上的坏习惯，比如，吃饭没有规律、偏食、挑食等，平时要注意均衡而广泛地摄取营养，才能有效避免缺铁性贫血和其他一些营养缺乏病。

益生菌对女性有什么好处

很多女性爱吃益生菌，那益生菌有哪些好处呢？

我们都知道，益生菌是一种有益的活性微生物，能够促进肠道蠕动，缩短食物在肠胃中的消化时间，因而能够达到促进消化、预防便秘的作用，可以帮助女性控制体重，达到减肥的目的。

益生菌还能成为皮肤的"屏障"，能够提升皮肤抗感染的能力，让女性的皮肤恢复活性和弹力，有助于焕发天然的好气色。

益生菌还可以提高阴道局部的免疫力，有助于预防阴道感染。

久坐不动的女性和孕妈妈平时容易受到便秘的困扰，肚子鼓鼓的很难受，皮肤也变得粗糙、灰暗，还容易长出小痘痘，这时缓解的方法除了多喝水、多吃点富含膳食纤维的食物及适当运动，还可以口服益生菌，能起到良好的效果。

值得一提的是，益生菌对哺乳期的妈妈也有不少好处。比如，对于容易出现乳腺问题的妈妈们，在堵奶、胀奶的时候，胸口就像顶着 1 公斤重的大石头，特别难受。此时口服特定的益生菌，就可以帮助平衡乳腺菌群，调节乳腺微生态，有助于降低乳腺感染的风险。那么，什么样的益生菌对乳腺健康有益呢？有种益生菌叫唾液乳杆菌 PS2，它是母乳中天然存在的益生菌。研究显示，孕晚期或哺乳期口服唾液乳杆菌 PS2，能够减少乳汁中致病菌的数量，大概能够降低 60% 乳腺感染的发生率，对于便秘也有一定的缓解作用，所以有这方面困扰的妈妈们可以尝试服用这种益生菌。

经常喝汤能美容养颜吗

我们在日常饮食中经常会喝到各种营养汤，尤其是广东人，更是将"煲汤"变成了一种文化、一种传统。有的女性也会找来各种各样的美容方子，希望通过喝汤养颜美容。

然而，现代的营养学专家告诉我们，汤里其实没有多少营养，真正的营养主要还是在食材里。比如肉类滋补汤，蛋白质其实大都还在肉里，汤里的蛋白质很少；再如用骨头来煲汤，汤里也几乎没有什么钙质，钙主要在骨头里，但是我们又不可能真的去啃骨头。另外，很多人认为煲汤时间越长越好，可是经过长时间的高温煲煮，食材中的不少营养素都遭到了破坏，像蛋白质就会发生变性，维生素也被破坏，矿物质也只有极少的含量。

因此，经常喝汤，并不能达到滋补身体、养颜美容的目的，反而汤煲得越久，里面溶出的胆固醇、脂肪和嘌呤含量就越高，长期食用可能会导致肥胖，还有可能诱发痛风和别的疾病。要想美容，与其寄希望于各种养颜汤，还不如多做运动、早睡早起、规律饮食、注意营养均衡，这样既能够美容，又有利于身体健康。

第二十章　日常洗浴有学问

洗好头发，吹干还是风干

爱美的女性为了时刻保持秀发飘逸的迷人状态，会经常洗头，可是洗头之后，该如何打理呢？是用吹风机完全吹干，还是吹一半再等它自然风干，还是完全不吹呢？

其实，无论是吹干还是自然风干都各有利弊。比如，完全等待头发自然风干，在这个过程中，湿头发容易沾染空气中的灰尘、细菌，可能会变得黏腻，而且冷水残留在头皮上，也容易着凉感冒，特别是在天气变冷的时候，还有一些特殊生理时期，比如经期或是坐月子的时候，披着一头冰冷的湿发更容易损害身体健康，可能会引起经血减少、痛经、头痛、脱发。

如果用吹风机吹干头发，虽然会对头皮造成一定的损伤，但省时省力，我们只要注意调低温度，让吹风机和头皮保持一定的距离，避免直吹头皮就能够减少损害。另外，用吹风机吹头发的时间不要太久，也不要把头发吹得特别干，最好吹到头发摸上去还有一丝湿润的感觉就停下来。

洗澡时应该先洗头还是先洗脸

在洗澡的时候，你有没有想过应该先洗头还是先洗脸呢？这看起来是个小问题，但也有一些值得注意的保养细节。一般来说，大家可能会选择先洗头，再洗脸，然后清洗身体，但是皮肤专家却建议女性把顺序颠倒一下，先洗脸，再洗头和身体。

之所以要按照这样的顺序洗，是因为很多女性都有化妆的习惯，即使不化妆，也会在脸上涂各种保养品，虽然在洗澡前会用卸妆水、化妆棉做个初步清理，但脸上肯定还有一些残留物。如果洗澡的时候不先洗脸，在热气熏蒸下，面部毛孔逐渐打开，那些残留物就会进入毛孔，时间长了，皮肤状态就会越来越差，容易长细纹，还可能生出色斑、痘痘。

至于头部和身体则可以按照自己习惯的顺序去清洗，但要注意水的温度，还有洗澡的时间，比如，洗澡的水温应当不高不低，以身体感觉舒服为佳。有的女性喜欢把水温调高，但过高的水温会让皮肤发红、发烫，破坏皮肤表面的油脂，让毛细血管扩张，加剧皮肤干燥、老化，在这种环境下洗澡时间过长，更有可能给心脏造成负担，所以一定要避免。

洗澡时间太长会怎么样

有的女性洗澡比较细致，每次耗费的时间较长，甚至会超过半小时，这样做其实不利于身体健康。因为洗澡时间太长，机体会消耗过多的能量，容易疲劳。如果是空腹洗澡，洗澡时间过长，还容易发生低血糖。另外，如果浴室空间狭窄，热气弥漫，长时间待在这种密闭空间中，人很容易出现缺氧胸闷的情况，而且水温会促使全身毛细血管扩张，将体内的血液传导到外周去，脑部、心脏相应地就会供血不足，从而可能引起头晕，甚至可能跌倒，发生意外，非常危险。

不仅如此，洗澡时间过长，还有可能伤害皮肤最外层的角质层，导致皮肤脱水干燥，进而引起皮肤瘙痒症。因此，洗澡时间一定不能太长，最好在 10 ~ 15 分钟，盆浴也不要超过 20 分钟。

洗澡的次数也不应过多，在炎热的夏季，由于人体油脂分泌旺盛，出汗较多，每天可以用温水冲洗一次。但到了春、秋、冬季，天气不热，北方的女性就可以根据个人习惯，适当减少洗澡的次数。特别是老年女性，由于体力下降，皮脂腺逐渐萎缩，油脂分泌减少，就更不能频繁洗澡，否则可能会加重皮肤干燥、瘙痒的问题。当然，你喜欢每天洗澡也没有问题，及时做好润肤就可以。

女性应不应该剃私处的毛

女性私处的毛到底要不要剃掉？对于这个问题，不同的女性会给出不同的答案。支持的女性觉得剃掉之后特别清爽干净，平时清洗或洗澡的时候也会非常方便，穿比基尼的时候也不会觉得尴尬。反对的女性觉得私处的毛能保护私处，减少感染的发生。

那么，事实究竟是怎样的呢？2016 年，英国权威医学期刊《英国医学杂志》发表过一篇调查文章，指出经常剃除私处的毛的人容易患上性传播疾病，这是因为私处皮肤娇嫩，还有很多褶皱，每次剃毛都会对局部的皮肤造成一定的损伤，这样病菌就有可能"乘虚而入"。但是经常剃毛也不是一点好处都没有，这样做可以减少阴虱的发生，还可以让外阴更加干净、凉爽，在月经期也能避免血块粘结在其上。

由此可见，剃私处的毛有好处也有坏处，女性可以根据自己的喜好选择。如果选择剃除私处的毛，剃毛前一定要做好清洁工作，不仅要清洗私处，还要给剃毛刀做清洁消毒处理，在局部涂满肥皂液或剃须膏后，顺着毛的方向轻柔地剃，避免刮伤外阴的皮肤。